老年人个性化需求系列教材

本教材适用于高技能人才培训基地康养高技能人才培养

# 安宁照护

## ANNING ZHAOHU

总主编◎田奇恒

主　编◎陆　宁

重庆大学出版社

**图书在版编目（CIP）数据**

安宁照护/陆宁主编.--重庆：重庆大学出版社，
2023.10
老年人个性化需求系列教材
ISBN 978-7-5689-4120-4

Ⅰ.①安… Ⅱ.①陆… Ⅲ.①临终关怀—护理—教材
Ⅳ.①R473

中国国家版本馆CIP数据核字（2023）第150422号

# 安宁照护

主编：陆 宁

策划编辑：胡 斌 张羽欣

责任编辑：胡 斌 版式设计：张羽欣

责任校对：关德强 责任印制：张 策

\*

重庆大学出版社出版发行

出版人：陈晓阳

社址：重庆市沙坪坝区大学城西路21号

邮编：401331

电话：（023）88617190 88617185（中小学）

传真：（023）88617186 88617166

网址：http://www.cqup.com.cn

邮箱：fxk@cqup.com.cn（营销中心）

全国新华书店经销

重庆愚人科技有限公司印刷

\*

开本：787mm×1092mm 1/16 印张：14.5 字数：328千

2023年10月第1版 2023年10月第1次印刷

ISBN 978-7-5689-4120-4 定价：58.00元

## "老年人个性化需求系列教材" 编委会

# 总　序

　　我很荣幸为本套"老年人个性化需求系列教材"写序言。这是一套创新性的活页式教材，旨在为老年照护服务提供全方位的指导和支持。本套教材的编写，紧密结合了党的二十大报告和国家"十四五"规划提出的实施积极应对人口老龄化国家战略的要求，充分参考国内外相关资料，密切结合行业特色，力求做到科学、权威、实用。

　　人口老龄化是当今世界面临的重大挑战之一，也是中国社会发展的重要课题。中国人口老龄化的特点是规模大、程度深、速度快，给经济社会带来了巨大的压力和影响。如何动员全社会力量，实现健康老龄化，事关国家发展全局，也事关亿万百姓福祉。老年照护服务是应对人口老龄化的重要内容，也是保障老年人基本权益和尊严的必要条件。老年照护服务不仅涉及自理、失能、失智等不同类型的老年人，还涉及介助、安宁等不同阶段的照护需求，同时需要有适合的辅助器具和设备。因此，老年照护服务既需要有专业的知识和技能，也需要有规范的标准和流程。

　　本套教材正是基于这样的背景和需求而编写的，采用活页形式，涵盖自理老年人照护、介助照护、失智老年人照护、失能老年人照护、安宁照护、现代养老辅助器具的选择与应用六大专业模块的关键技能点，针对老年人生命周期进行教学资源开发。每个模块都包含理论知识、操作技能、案例分析、评估测试等内容，既有理论指导，又有实践操作，既有基础知识，又有前沿动态。本套教材不仅提供了最新的知识和技术，还按照国家标准形成了标准化操作流程，有助于促进"岗课赛证"一体化建设。这将有助于提高从业人员的水平和素质，为老年人提供高质量、全面、温馨的照护服务。

我相信本套教材将为您提供有价值的知识，帮助您更好地了解老年照护服务。最后，我要感谢本套教材的编委团队，他们的辛勤工作和专业知识使这套教材变得如此丰富和实用。我也要感谢您选择了本套教材，希望您能从中受益，并为推动我国老年照护服务事业作出贡献。

中国社会福利与养老服务协会副会长

重庆市养老服务协会会长

2023年7月

# 前 言

2021年12月，国务院发布了《"十四五"国家老龄事业发展和养老服务体系规划》，该规划提出："开展安宁疗护服务。推动医疗卫生机构按照'充分知情、自愿选择'的原则开展安宁疗护服务。稳步扩大安宁疗护试点，推动安宁疗护机构标准化、规范化建设。支持社区和居家安宁疗护服务发展，建立机构、社区和居家相衔接的安宁疗护服务机制。加强对社会公众的生命教育。"截至2021年末，全国60周岁及以上老年人口2.67亿人，且心血管疾病、恶性肿瘤和癌症等慢性非传染性疾病高发，这使得安宁疗护服务需求持续增长，对服务能力和质量提出更高要求。"十四五"时期，我国老年人口将会进入急速增长阶段，对疾病终末期的医疗照护需求也将飞速增长，家庭及社会将面临巨大的经济和照护压力。

安宁照护，旨在为疾病终末期或老年患者在临终前提供身体、心理、精神等方面的照料和人文关怀等服务，控制痛苦和不适症状，提高生命质量，关注患者的内心感受，让其有尊严地走完人生最后一段旅程。安宁照护是由医生、护士、药师、康复师、营养师、心理师、护理员、社工、志愿者等组成的团队，共同为疾病终末期患者临终前提供全人、全家、全程、全队、全社区的"五全"照顾服务。跨专业的团队针对老年人的服务各有分工，也各有所长，然而除了发挥专业特长外，也需要跨专业、跨团队的合作。

本教材旨在为疾病终末期或老年人提供生理、心理、社会等全方位照顾服务的基础知识，使老年人能够有尊严地面对死亡。同时，本教材也为从事安宁照护的服务人员了解服务对象、全方位地安宁照护提供基本的知识储备，帮助不同专业的安宁照护服务人员，彼此更好地进行跨专业合作提供依据。活页式教材的设计为不同专业人士的学习提供了不同模块独立的学习策略，各章节之间避免了重复冗长的联系。本书模块1介绍了生物学意义上关于死亡的判定，以及关于死亡议题各学科的基本理解；模块2介绍了生理层面安宁照护对象的一些基本护理操作知识；模块3从心理学角度剖析了服务对象以及服务对象家属面对死亡的一些基本心理知识及干预策略；模块4从宏观的社会视角介绍了安宁照护的一些基本知识。

模块1由重庆城市管理职业学院陆宁编写，并得到了重庆市冬青社会工作服务中心工作人员蒲婵敏、喻奇艳的协助；模块2由重庆城市管理职业学院李莉及重庆市巴南区人民医院吴馀编写；模块3由重庆城市管理职业学院赵钦清及重庆市第一社会福利院周灿编写；模块4由重庆城市管理职业学院史金玉及深圳市融雪盛平社工服务中心赵海涛编写。在此，谨向各位编委表示衷心的感谢！

新编教材难免存在缺陷和不足，甚至不妥之处，恳请使用教材的广大师生、读者和服务从业人员批评、指正。

主编

2023年7月

# 目录

# 模块 1：安宁照护基础——死亡与死亡教育

## 【模块描述】

安宁照护，是指为疾病终末期患者或老年人在临终前提供身体、心理、精神等方面的照料和人文关怀等服务，控制痛苦和不适症状，提高生命质量，帮助患者或老年人舒适安详、有尊严地离世。而这一切服务的基础，需要从事相关工作的工作人员掌握和理解什么是"死亡"。死亡的定义不仅仅是生物医学上的讨论，也是哲学、社会学、社会工作等诸多模块讨论的概念。

## 【学习目标】

### 掌握

常规状态下生物医学模块中，对于死亡的判断。

### 熟悉

不同文化下对死亡的理解与讨论。

### 了解

生物医学中死亡的含义。

教学视频

# 技能 1
# 死亡与死亡判定（AN-1）

## 【技能目标】

### 知识目标

（1）理解生物医学对于死亡的定义。

（2）掌握常规状态下生物医学领域中，对于死亡的判断。

### 能力目标

（1）能协助医务人员科学地判断死亡。

（2）能科学理解死亡的生理过程，不惧怕谈论死亡。

### 素质目标

（1）能够充分认识死亡的相关议题。

（2）与医护人员、社工、心理咨询师等专业人员形成团队，在安宁照护中有良好的合作意识。

## 【相关知识】

### 一、基本概念

#### 1. 死亡

什么是死亡？各个学科都有不同的定义。《牛津字典》给死亡的定义是："死亡是有机体生命活动和新陈代谢的终止。"《中国大百科全书》（1984 年）从法学学科的角度认为："死亡，自然人生命的终止。包括自然死（非暴力死），暴力死亡及法定死亡。"而哲学上说："死亡是生命（或者是物件）系统所有的本来的维持其存在（存活）属性的丧失且不可逆转的永久性的终止。"社会学家把死亡分为社会死亡、知识死亡和生物死亡三个时期，社会死亡可早于生物死亡。上述种种死亡的定义虽说法各异，但共同反映了生命机体死亡的指征：生命的整体已失去感觉、意识消失、活动停止。死亡即丧失生命，生命终止，停止生存，是生存的反面。

## 2. 死亡判断

虽然不同学科对死亡有不同的定义、理解和讨论，但是对于死亡的判断，主要以医学上的判断为准。医学上，死亡是以脑死亡作为判断依据的。脑死亡即全脑死亡，包括大脑、中脑、小脑和脑干的不可逆死亡。

2019年，我国发布了《中国成人脑死亡判定标准与操作规范（第二版）》。根据该规范的内容，脑死亡判定标准，首先需要判定有无两项先决条件：第一，了解照护对象昏迷原因是否明确，对昏迷原因不明确者不能实施脑死亡判定；第二，需要排除各种原因的可逆性昏迷，可逆性昏迷原因包括急性中毒、休克、低温（膀胱、直肠、肺动脉内温度≤32℃）、严重电解质及酸碱平衡紊乱、严重代谢及内分泌功能障碍等。

其次，根据临床患者的状况，对比临床判定标准进行：第一项，是看照护对象是否有深昏迷，且检查结果需反复确认。第二项，是检查脑干反射是否消失，主要检查以下五项：①瞳孔对光反射；②角膜反射；③头眼反射；④前庭眼反射；⑤咳嗽反射。第三项，也是最常见的，既是确认照护对象是否还有自主呼吸。如果照护对象依赖呼吸机维持通气，自主呼吸激发试验证实无自主呼吸，即可判定无自主呼吸。以上三项必须全部符合，才可以达到临床判定标准。

此外，作为判定死亡的专业医护人员，还需要进行确认试验标准的判断，如：①脑电图（electroencephalogram，EEG）显示电静息；②短潜伏期体感诱发电位（short-latency somatosensory evoked potential，SLSEP），正中神经SLSEP显示双侧N9和（或）N13存在，P14、N18和N20消失；③经颅多普勒超声（transcranial Doppler，TCD）显示颅内前循环和后循环血流呈振荡波、尖小收缩波或血流信号消失。以上三项确认试验至少两项符合。由于以上试验需要专门的仪器设备，涉及专业的医学知识，在此不做介绍。

2020年，《全球脑死亡建议案：脑死亡/神经病学标准死亡的判定》在JAMA上发表，中国专家参与了编写。为了更好地扩展我国有关脑死亡判定标准与操作规范的内容，国家卫生健康委员会脑损伤质控评价中心等组织撰写了《脑死亡判定标准与操作规范：专家补充意见（2021）》，对2019版《中国成人脑死亡判定标准与操作规范（第二版）》进行了补充与细化，对实践中遇到的问题提出了具体指导意见，对以往很少涉及但现已普遍存在的问题，提出了意见和建议。

针对脑死亡判定先决条件，补充意见强调，确认脑死亡判定先决条件，需要足够的专业知识和临床经验。推荐脑死亡判定前，通过病史、体格检查、辅助检查获取神经病学诊断依据和不可逆昏迷证据，特别是神经影像学证实的颅内压增高（脑水肿/脑疝），或颅内压大于平均动脉压。

针对脑死亡临床判定，补充意见强调，启动脑死亡临床判定不应以器官捐赠为目的；神经系统检查是临床判定最复杂的部分，需要相关专业知识、检查条件和操作规范，有时即便经验丰富的临床医师也难免产生疑问和困惑，因此需要不断地实践与完善。

对于各种医学试验性的判断，补充意见也作出各种强调，特别是各种容易受影响的试验，均可影响脑死亡判定的可靠性和准确性。由此看出，对于脑死亡的判定，医学上也在不断的完善和进步。

此外，对于儿童脑死亡判定，补充意见强调，与成人相比，儿童脑死亡判定依据较少，但仍可在胎龄 ≥ 37 周的婴儿和儿童中判定；虽然患儿的脑死亡判定标准与成人相似，但不同年龄阶段有其特定标准和操作规范；年龄越小脑死亡判定越需保守和谨慎，尤其是判定前观察时间、判定次数和判定间隔时间。

## 二、常用方法

### 1. 判定人员

脑死亡的判定主要是医务人员，而且要求医师均为从事临床工作 5 年以上的执业医师（仅限神经内科医师、神经外科医师、重症医学科医师、急诊科医师和麻醉科医师），并经过规范化脑死亡判定培训。脑死亡判定时，至少两名临床医师同时在场（其中至少一名为神经科医师），分别判定，意见一致。

虽然对于脑死亡的判定需要由医务工作者作出，但是医务工作者也必须严格依据病史、体格检查等首要信息作出，而此类信息通常是长期接触安宁照护对象的工作人员最了解的，因此，虽然死亡的判断是医护人员的专职工作，但是作为安宁照护的工作者，也需要了解和掌握相关死亡判断知识。

### 2. 判定步骤

脑死亡判定过程分为以下 3 个步骤：第 1 步进行脑死亡临床判定，符合判定标准（深昏迷、脑干反射消失、无自主呼吸）的进行下一步。第 2 步进行脑死亡确认试验，至少 2 项符合脑死亡判定标准的进行下一步。第 3 步进行脑死亡自主呼吸激发试验，验证无自主呼吸。

### 3. 判定次数

在满足脑死亡判定先决条件的前提下，3 项临床判定和 2 项确认试验完整无误，并均符合脑死亡判定标准，即可判定为脑死亡。如果临床判定缺项或有疑问，再增加一项确认试验项目（共 3 项），并在首次判定 6 小时后再次判定（至少完成一次自主呼吸激发试验并证实无自主呼吸），复判结果符合脑死亡判定标准，即可确认为脑死亡。

### 4. 判定具体方法

由于死亡判断主要由医务人员作出，此处，主要介绍死亡判断的先决条件和临床判定的一些基本知识。先决条件的判断以及临床的判定，主要涉及一些基本常识，可供安宁照护者学习了解，以便协助医务人员作出判断。

判定的先决条件：

（1）昏迷原因。明确原发性脑损伤引起的昏迷原因，包括颅脑外伤、脑出血和脑梗死等；继发性脑损伤引起的昏迷原因主要为心搏骤停、麻醉意外、溺水和窒息等所致的缺血缺氧性脑病。对昏迷原因不明确者不能实施脑死亡判定。

（2）排除各种原因的可逆性昏迷。可逆性昏迷原因包括急性中毒，如一氧化碳中毒，乙醇中毒；镇静催眠药、抗精神病药、全身麻醉药和肌肉松弛药过量、作用消除时间延长和中毒等；休克；低温（膀胱、直肠、肺动脉内温度≤32 ℃）；严重电解质及酸碱平衡紊乱；严重代谢及内分泌功能障碍，如肝性脑病、肾性脑病、低血糖或高血糖性脑病等。

临床判定：

（1）深昏迷。检查方法及结果判定：拇指分别强力按压受检者两侧眶上切迹或针刺面部，面部未出现任何肌肉活动。格拉斯哥昏迷量表评分（Glasgow Coma Scale，GCS）为2T分（运动=1分，睁眼=1分，语言=T）。检查结果需反复确认。

（2）脑干反射消失。

①瞳孔对光反射。检查方法：用强光照射瞳孔，观察有无缩瞳反应。光线从侧面照射一侧瞳孔，观察同侧瞳孔有无缩小（直接对光反射）。检查一侧后再检查另一侧。光线照射一侧瞳孔，观察对侧瞳孔有无缩小（间接对光反射），检查一侧后再检查另一侧。上述检查应重复进行。结果判定：双侧直接和间接对光反射检查均无缩瞳反应即可判定为瞳孔对光反射消失。

②角膜反射。检查方法：向上轻推一侧上眼睑，露出角膜，用棉花丝触及角膜周边部，观察双眼有无眨眼动作。检查一侧后再检查另一侧。结果判定：刺激双眼角膜后，无眨眼动作，即可判定为角膜反射消失。

③头眼反射。检查方法：用手托起头部，撑开双侧眼睑，将头从一侧快速转向对侧，观察眼球是否向反方向转动。检查一侧后再检查另一侧。结果判定：头部向左侧或向右侧转动时，眼球无反方向转动，即可判定为头眼反射消失。

④前庭眼反射。检查方法：用弯盘贴近外耳道，以备注水流出。注射器抽吸0~4 ℃生理盐水20 mL，注入一侧外耳道，注入时间20~30秒，同时撑开两侧眼睑，观察有无眼球震颤。检查一侧后再检查另一侧。结果判定：注水后观察1~3分钟，若无眼球震颤即可判定为前庭眼反射消失。

⑤咳嗽反射。检查方法：用长度超过人工气道的吸引管刺激受检者气管黏膜，引起咳嗽反射。结果判定：刺激气管黏膜时无咳嗽动作，判定为咳嗽反射消失。

（3）无自主呼吸。受检者无自主呼吸，必须依赖呼吸机维持通气。判定无自主呼吸，除了机械通气显示无自主触发外，还需通过自主呼吸激发试验验证，并严格按照以下步骤和方法进行。

试验先决条件：①核心体温≥36.5 ℃。如果低于这一标准，可予物理升温。②收缩压

≥ 90 mmHg（1 mmHg=0.133 kPa）或平均动脉压 ≥ 60 mmHg。如果低于这一标准，可予升血压药物。③动脉氧分压（$PaO_2$）≥ 200 mmHg。如果低于这一标准，可予 100% 氧气吸入 10~15 分钟，至 $PaO_2$ ≥ 200 mmHg。④动脉二氧化碳分压（$PaCO_2$）35~45 mmHg。如果低于这一标准，可减少每分钟通气量。慢性二氧化碳潴留者，可 $PaCO_2$ > 45 mmHg。自主呼吸激发试验实施前，应加强生命支持和器官功能支持。

试验方法与步骤：①抽取动脉血检测 $PaCO_2$。②脱离呼吸机。③即刻将输氧导管通过人工气道置于隆突水平，输入 100% 氧气 6 L/min。④密切观察胸、腹部有无呼吸运动。⑤脱离呼吸机 8~10 分钟后，再次抽取动脉血检测 $PaCO_2$。⑥恢复机械通气。

试验结果判定：如果先决条件的 $PaCO_2$ 为 35~45 mmHg，试验结果显示 $PaCO_2$ ≥ 60 mmHg 或 $PaCO_2$ 超过原有水平 20 mmHg 仍无呼吸运动，即可判定无自主呼吸。如果先决条件的 $PaCO_2$ > 45 mmHg，试验结果显示 $PaCO_2$ 超过原有水平 20 mmHg 仍无呼吸运动，即可判定无自主呼吸。

## 三、注意事项

### 1. 深昏迷检查注意事项

（1）任何刺激必须局限于头面部。

（2）三叉神经或面神经病变时，判定深昏迷应慎重。

（3）颈部以下刺激时可引起脊髓反射。脑死亡时脊髓可能存活，因此仍可能存在脊髓反射和（或）脊髓自动反射。脊髓反射包括部分生理反射和病理反射。脊髓自动反射大多与刺激部位相关，刺激颈部可引起头部转动；刺激上肢可引起上肢屈曲、伸展、上举、旋前和旋后；刺激腹部可引起腹壁肌肉收缩；刺激下肢可引起下肢屈曲和伸展。脊髓自动反射必须与肢体自发运动区别，脊髓自动反射固定出现在刺激相关部位，而自发运动通常在无刺激时发生，多数为一侧性。脑死亡时不应有肢体自发运动。

（4）脑死亡时不应有去大脑强直、去皮质强直和痉挛发作。

### 2. 脑干反射消失

（1）瞳孔对光反射检查注意事项：脑死亡者多数双侧瞳孔散大（> 5 mm），少数瞳孔可缩小或双侧不等大。因此，不应将瞳孔大小作为脑死亡判定的必要条件。眼部疾患或头面复合伤可影响瞳孔对光反射检查，判定结果应慎重。

（2）角膜反射检查注意事项：即使未见明确眨眼动作，但上下眼睑和眼周肌肉有微弱收缩时，不应判定为角膜反射消失。眼部疾病或头面复合伤、三叉神经或面神经病变均可影响角膜反射检查，判定结果应慎重。

（3）头眼反射检查注意事项：眼外肌疾病或头面复合伤可影响头眼反射检查，判定结果应慎重。颈椎外伤时禁止此项检查，以免损伤脊髓。

（4）前庭眼反射检查注意事项：检查前确认无鼓膜损伤，或耳镜检查两侧鼓膜无损伤；若鼓膜有破损则免做此项检查。外耳道内有血块或堵塞物时，应清除后再行检查。如果可见微弱眼球运动，不应判定为前庭眼反射消失。头面复合伤、出血、水肿均可影响前庭眼反射检查，判定结果应慎重。前庭眼反射检查方法与耳鼻喉科采用的温度试验方法不同，温度试验采用 20 ℃的冷水或体温 ±7 ℃的冷热水交替刺激，不能用于脑死亡判定。

（5）咳嗽反射检查注意事项：刺激气管黏膜时，出现胸、腹部运动，不能判定为咳嗽反射消失。

上述五项脑干反射全部消失，即可判定为脑干反射消失，但需反复检查确认。如果五项脑干反射检查缺项，应至少重复可判定项目 2 次（间隔 5 分钟），并增加确认试验项目。

### 3. 无自主呼吸检查注意事项

（1）需要确认是否存在机械通气误触发可能。

（2）自主呼吸激发试验过程中，一旦出现明显血氧饱和度下降、血压下降、心率减慢或心律失常等，即刻终止试验，此时如果 $PaCO_2$ 升高达到判定要求，仍可进行结果判定；如果 $PaCO_2$ 升高未达到判定标准，宣告本次试验失败。为了避免自主呼吸激发试验对确认试验的影响，可放在脑死亡判定的最后一步。

（3）自主呼吸激发试验至少由 2 名医师（其中一名医师负责监测呼吸、心率、心律、血压和血氧饱和度，另一名医师负责观察胸腹有无呼吸运动）和 1 名医生或护士（负责管理呼吸机、输氧导管和抽取动脉血）完成。

（4）如果自主呼吸激发试验未能实施或未能完成，需要加强生命支持和各器官系统功能支持，达到先决条件后重新实施。

## 【技能导入】

赵奶奶，90 岁，在养老机构居住多年，平常身体没什么大病，但是最近 2 个多月一直卧床，没精神。医生检查之后告知，赵奶奶患多器官衰竭综合征，医学上已经无能为力。希望家属、养老院的工作人员作好准备。

## 【技能分析】

### 一、主要问题

（1）作为养老机构的工作人员应该准备些什么？如何准备？

（2）作为家属应该准备些什么？如何准备？

## 二、制订照护方案

针对赵奶奶的情况，工作人员需要准备一些判断赵奶奶是否处在临终状况的知识，以便提醒家属，以及找来确诊的医生。另外，家属也需要了解相关临终判断的知识，以免留下遗憾。

## 三、主要训练目标

引导家属从生理角度判断死亡，工作人员需要储备相关临终判断基本知识。

## 【实践思考】

（1）面对家属不愿意谈死亡的话题，应当如何处理？

（2）是否该告知临终服务对象即将面对死亡的状况？

教学视频

# 技能 2
# 死亡教育（AN-2）

## 【技能目标】

### 知识目标

（1）了解不同文化下对死亡的认知。

（2）掌握死亡教育的基本知识。

（3）熟悉死亡教育的相关内容。

### 能力目标

（1）能从不同文化的定义中理解死亡的意义。

（2）能理解不同文化背景下的安宁照护对象对于死亡的恐惧。

（3）能理解和接纳安宁照护对象家属对于谈论死亡的避讳和恐惧。

（4）能为安宁照护对象及其家属提供对于死亡的基本认识与死亡教育。

### 素质目标

（1）能够充分认识死亡的相关议题。

（2）在安宁照护中，能理解临终对象对于死亡的恐惧状态。

## 【相关知识】

### 一、死亡教育

　　安宁照护服务在我国还处于初级阶段，目前我国安宁照护主要以解除生理上痛苦的生物医学模式为主，而以人文社科为基础的安宁照护仍然没有受到重视。受中国传统死亡文化的影响，不管老年人还是年轻人都非常忌讳谈论死亡相关的话题，人们的死亡观还存在着很大的误区。然而每个人都有一个或长或短的临终期，都会或深或浅、或重或轻地面对临终前的痛苦，所以我们应该正视死亡，而正视死亡的有效途径就是开展死亡教育。

　　死亡教育，广义上应该是针对所有人开展的关于死亡议题的探讨和思考，不仅仅是对老年人最后生命时光的医疗照护。死亡教育应该是探讨死亡的本质及其各种濒死现象，促使人们深切省思自己与他人的关系、与社会和自然的关系，从而能够认识生命的终极意义与价值，展现人性光辉，活出生命意义的教育。其目的在于帮助老年人克服恐惧，学习

"准备死亡、面对死亡、接受死亡"。其内容包括：人的生命是有限的，死亡是整个生命的一部分，是人类不可抗拒的自然规律；树立正确的人生观和生命观，珍惜、善待生命，注重生命质量；树立正确的死亡观，战胜死亡恐惧，坦然面对死亡。

综上，死亡教育是指引导人们科学、人道地认识死亡及对待死亡，利用医学知识服务于医疗实践和社会的教育。死亡教育从医学、哲学、心理学、伦理学、法学、社会学等不同方面增加人们对死亡的认识和了解，形成对死亡、濒死的正确看法和态度，减轻对死亡的恐惧，帮助人们深入思考死亡的价值及意义，以提高生命质量及人际关系的品质。

死亡教育的目的是帮助服务对象（也包括医疗实践和社会服务等相关人员）树立正确的死亡人生观。死亡教育有利于树立正确的生命观，有利于促进社会文明进步，有利于人们珍惜生活，有利于缓解对死亡的恐惧，有利于缓解对死亡的悲伤和解决死亡道德难题。

## 二、常用方法

### 1. 死亡教育的对象

死亡教育的对象包括临终老年人及其亲属和朋友、与其密切接触过的人员，以及医护人员。

### 2. 死亡教育的主要内容

（1）对死亡本质的认识，包括从医学、哲学、社会学、法律、伦理学、心理学等方面对死亡本质的探索和认识。

（2）对死亡的调适处理，包括死亡的准备，接受死亡，与临终老年人的家属沟通，对不同临终老年人及家属的辅导技巧、语言在降低临终恐惧方面的作用，家属居丧期的辅导，尸体处理方式，殡葬方式的选择等。

### 3. 与临终老年人沟通的基本素养

临终阶段是人生的最后阶段，临终老年人的生理和心理明显不同于一般人群，因此，与临终老年人沟通具有特殊要求。

（1）真诚对待安宁照护对象。在与服务对象沟通的过程中，要注意从老年人的角度考虑问题，为临终老年人着想，关注他们每个细小的变化，包括心理和生理层面细小的变化，也应尽可能满足临终老年人的需求。只有真诚地关心临终老年人，才能得到他们的信任，才值得临终老年人依赖，让他们敞开心扉，照护者才有可能作更深入的交流，减轻临终老年人由于心理问题所带来的不适。

（2）最小伤害原则。由于临终老年人的生命即将走向人生的终点，他们的心理承受能力相对较弱，应避免对临终老年人的身心造成伤害。

（3）恰当运用同理心。在与临终老年人沟通的过程中，要恰当运用同理心，充分表达对临终老年人的理解、同情和关心，鼓励、支持和愿意提供任何帮助的心愿，与临终老年人建立一种相互了解、心灵相通的感情关系，成为临终老年人的知心朋友。只有这样，临终老年人才能愿意与医护人员、家属进行沟通，表达自己的思想、情感和愿望。

（4）及时沟通。老年人一旦进入临终阶段，心理将发生一系列的变化，医护人员及家属要经常与临终老年人进行交流，密切观察患者的动作、表情、倾听患者的心声、分析患者的心理变化，鼓励老人表达自身情感和需求，及时发现问题、解决问题，以便最大限度地减轻临终老年人的痛苦。

（5）选择恰当的沟通方法。恰当的沟通方法是实现有效沟通的关键。恰当的沟通方法需要护士及家属在实践中不断探索，与临终老年人沟通的主要目的是有的放矢、有针对性地提供各种支持措施，最大限度地满足其需要，减轻临终老年人的生理和心理痛苦。

（6）语言的应用。每个晚期患者都有自己的语言习惯，照护人员及家属在必要时，要学习运用临终老年人常用的语言和方言与之交流，这样更容易让患者接受和理解，便于良好人际关系的建立和维持。

### 4. 与临终老年人沟通的五个阶段

（1）做好一切准备工作，包括合适的地点及谁将要参与讨论。

（2）了解临终老年人知道了多少信息。

（3）了解临终老年人还想知道哪些信息。

（4）让临终老年人一起参与：①拟定一个议程，在这个议程中要有目标、病情诊断、治疗计划、预后情况及各方面的支持。②从临终老年人提出的方面开始讨论。③分步骤向临终老年人讲解，使用的语言要通俗易懂，经常了解其接收信息的程度，强调和澄清自己的观点。④让临终老年人重申你所说的内容，仔细倾听他的意见和建议。

（5）要对临终老年人的感情作出相应的反应。

### 5. 与临终老年人沟通的方式

与临终老年人沟通时，除口头语言、书面语言和体态语言方式外，还可以应用视觉、听觉、触觉、关注和倾听等特殊的沟通方式。

（1）视觉沟通：主要指的是在与临终老年人沟通时目光、身体的姿势和面部表情。

（2）听觉沟通：主要有语言沟通和音乐沟通两种。

（3）触觉沟通：通过与临终老年人的恰当接触，了解其情绪和心理变化，以达到沟通效果。触摸是与临终老年人沟通的特殊有效的方式。

（4）关注和倾听：关注和倾听是通过非语言行为表达积极和肯定情感的交流方式。关注和倾听是自然的情感流露，能够真实、深切地体现尊重和关怀的态度，其重要性往往超过其他的沟通方式。

## 三、注意事项

（1）维护舒适且有支持性的沟通环境。照护者必须先树立正确的生死观，降低自己的负面情绪，方能坦诚地诱导临终老年人说出其恐惧，进而以临终老年人为主导，谈论他的需要与问题。

（2）坦诚而开放的态度。当临终老年人准备好要谈论死亡时，应以不躲避、不退缩的态度与其共同讨论。事实上，并非每个问题都有答案，也并非医护人员都有能力回答，但重要的是正确评估老年人言辞的深入意义，再以语言表达与澄清，给予适度的支持与希望，但切忌给予过度或全然绝望的回应。有关病情真相，需谨慎平衡老年人、家属及其他医护人员的接受度。

当发现老年人利用各种方法逃避面对死亡，只执意谈论生命延续的情形时，需慢慢引导其思考从脑转移至心灵，用心去感受过去、现在与未来，而不再对难有明确答案的真相实事求是，如手术成功率、生命剩余时间有多长等。真诚开放的态度会协助支开这些绊脚石，而利于临终的讨论及准备。

（3）主动而敏锐地倾听。主动而敏锐地倾听，接受任何临终老年人或家属所欲表达的语言或非语言内容，并了解其对死亡和疾病的想法，协助分析其潜在的担心与焦虑，如害怕成为家人的负担、与所爱的人分开、担心亲友在其死后如何调适等。老年人在过程中除了可适当表达困扰外，更感受到自己是被爱和关怀的，以利于安然走完死亡过程。

（4）积极应对可能出现的沟通障碍。照护者要避免进行负面沟通，发生以下错误：①否认病情的严重性，总使用"没事""别太多心""好好休息"等词汇。②改变或避开与濒死相关或会令自己也焦虑的话题。③充耳不闻，继续手边既有的工作。④强调正在进行的事务，以推脱或避开老年人需要回答的问题。⑤故意制造幽默或轻快的气氛，以期望减轻患者的哀伤。⑥避开现场，逃离压力。

照护者要随时做好自我准备才能在老年人想倾诉时，成为最佳倾听者，能善用沉默与非语言的沟通技巧，确实听懂老年人陈述的内容。过程中，切勿急于提供建议，大多数时候，老年人仅是需要一个能了解他的倾听者，老年人寻求个人意见时才建议，但绝不要进行指导或指示。

## 【技能导入】

李爷爷，88岁，在养老机构居住，身体状况每况愈下。他自知时间已经不多，希望能够和孩子沟通死后葬礼的细节问题，尤其是老人希望有一个传统的葬礼。但是，子女们认为谈"死亡"话题不吉利，也觉得传统葬礼迷信色彩太浓，希望他不要想那么多，好好养身体就行。

## 【技能分析】

### 一、主要问题

（1）家人忌讳谈论死亡，不愿意面对。

（2）老年人如何理解死亡，他最大的心愿是什么，应如何帮助他与家人沟通。

### 二、制订方案

针对李爷爷及其家人的状况，为其制订面谈计划。一方面与老年人建立信任的专业关系，另一方面与老年人家属沟通，促进家庭接纳死亡教育的相关议题。

### 三、主要训练目标

真诚面对老年人，共情老年人的状况，建立良好的专业关系。与老年人家属沟通，取得信任。促成老年人与家属之间就葬礼细节进行讨论和沟通。

## 【实践思考】

（1）面对愤怒情绪的临终老年人，应当如何处理?

（2）面对焦虑不安的老年人及其家属，应当如何处理?

# 模块 2：身体照护

## 【模块描述】

生命末期的老年人由于疾病、身体功能衰退等因素，常常伴随疼痛、发热、呼吸困难等多种严重的症状，给老年人的身心带来极大的痛苦。然而，这种痛苦无法治愈，只能缓解和控制，需要照护人员能够观察并应对生命末期老年人的各项症状，提供舒适照护技术，缓解临终老年人的痛苦。

## 【学习目标】

### 掌握

（1）掌握疼痛、呼吸困难、咳嗽咳痰的相关知识。

（2）掌握恶心呕吐、腹胀、水肿的相关知识。

（3）掌握发热、口干、失眠的相关知识。

（4）掌握口腔护理、皮肤清洁、手足护理、进食进水、大小便失禁的相关知识和注意事项。

### 熟悉

（1）评估和护理生命末期疼痛的老年人。

（2）护理生命末期呼吸困难、咳嗽咳痰的老年人。

（3）护理生命末期恶心呕吐、腹胀的老年人。

（4）护理生命末期水肿、发热的老年人。

（5）护理生命末期口干、失眠的老年人。

（6）为生命末期老年人进行口腔护理。

（7）为生命末期老年人进行床上洗头、擦浴及盆浴。

（8）为生命末期老年人进行手足皮肤护理。

（9）协助生命末期的老年人进食进水。

（10）照护大小便失禁的生命末期老年人。

## 了解

（1）了解生命末期老年人的常见症状。

（2）体会生命末期老年人的痛苦与需求。

教学视频

# 技能 3
# 疼痛护理（AN-3）

## 【技能目标】

### 知识目标

掌握疼痛的相关知识。

### 能力目标

评估和护理生命末期疼痛的老年人。

### 素质目标

（1）在照护中能够体现维护生命尊严，尊重生命价值的人文精神。
（2）在照护中，能够用温暖的言行与临终老年人进行交流。

## 【相关知识】

### 一、基本概念

#### 1. 定义

2018年国际疼痛研究学会将疼痛定义为"由现有的或潜在的组织损伤引起或与损伤有关的感觉和情绪上不愉快的体验。"癌性疼痛（简称"癌痛"）是指由肿瘤直接导致或肿瘤治疗导致的疼痛（广义的癌性疼痛指癌症老年人的所有疼痛）。

#### 2. 疼痛的分类

（1）按病理生理学机制，疼痛可分为伤害感受性疼痛与神经病理性疼痛。

①伤害感受性疼痛：因有害刺激作用于躯体或脏器组织，使该结构受损而导致的疼痛。伤害感受性疼痛包括躯体痛和内脏痛。躯体痛分为浅表痛与深部痛。浅表痛指由浅表（皮肤、皮下或黏膜）的痛觉感受器受到伤害性刺激引起的疼痛；深部痛指由肌肉、肌腱、筋膜、关节或骨骼的伤害性感受器受到伤害性刺激引起的疼痛。躯体痛常表现为钝痛、锐痛或者压迫性疼痛，定位准确。而内脏痛指内脏受到牵拉、压迫、扭转或炎症刺激引起的疼痛，常表现为弥漫性疼痛和绞痛，定位不够准确。

②神经病理性疼痛：由于感觉神经系统受损，痛觉传递神经纤维或疼痛中枢产生异

常神经冲动所致。神经病理性疼痛可以表现为刺痛、烧灼样痛、放电样痛、枪击样疼痛、麻木痛、麻刺痛、幻觉痛及中枢性坠胀痛，其特征包括自发性疼痛、触诱发痛、痛觉过敏和痛觉超敏。部分癌性疼痛如内脏痛等，虽无明确感觉神经系统受损，但具有神经病理性疼痛的部分特征，治疗时仍应考虑神经病理性疼痛相关方法。

（2）按发病持续时间，疼痛可分为急性疼痛、慢性疼痛。

①急性疼痛：持续时间小于1个月的疼痛。其发生机制多为伤害感受性疼痛。

②慢性疼痛：持续时间超过3个月或超过疾病正常病程的疼痛。与急性疼痛相比，慢性疼痛持续时间长，机制尚不清楚，疼痛程度与组织损伤程度可呈分离现象，可以伴有痛觉过敏和异常疼痛，常规止痛治疗往往疗效不佳。

癌性疼痛是包含急性疼痛与慢性疼痛的混合性疼痛。例如肿瘤骨转移导致的疼痛随着疾病的进展而不断变化，是一种机制复杂且特殊的混合性疼痛，既包含有伤害感受性疼痛又有神经病理性疼痛。

### 3.疼痛管理的目标

在安宁疗护中，世界卫生组织（World Health Organization，WHO）一直致力于把癌性疼痛放在重要和优先解决的位置。在我国，初诊癌症老年人疼痛的发生率为25%，晚期癌症老年人中有60%~80%伴有不同程度的疼痛。2018年美国国家综合癌症网络发布指南，强调疼痛管理应达到"5A"目标，即优化镇痛，优化日常生活，使药物不良反应最小化，避免不恰当给药，重视疼痛和情绪之间的关系。

## 二、常用方法

### 1.评估

疼痛评估包括多种因素，包括疼痛部位、疼痛强度、疼痛性质和疼痛发生的时间特点4个基本要素。

①疼痛部位：通过观察或与老年人交谈，获得疼痛发生部位的信息，可通过老年人的口头表达，或在身体上指出具体的疼痛部位（包括范围），也可让老年人在人形图上画出疼痛区域，以准确定位疼痛发生的部位。另外，还应关注疼痛是局限于某一区域，还是弥散的、全身性疼痛，是否有牵涉痛或者放射痛，疼痛部位是固定的还是变化的。

②疼痛强度：疼痛强度是指疼痛严重程度，受个体体质、耐受力、心理状况、社会、文化和教育背景等因素的影响。不同个体对疼痛强度的感受不同。

③疼痛性质：老年人对疼痛性质的描述是确定疼痛病因的重要参考。如针刺样疼痛、电击样疼痛、麻木、夜间痉挛或灼烧样痛多提示神经病理性疼痛。波动感或撞击感多提示血管病变。运动时出现锐痛常提示肌肉和骨骼的病变。内脏痛通常被描述为绞痛、痉挛性、尖锐痛、钝痛等。风湿性疼痛常被描述为酸胀痛、冷痛、钝痛或刀割样疼痛。

④疼痛发生的时间特点：照护人员通过与老年人交流，了解疼痛开始发生的时间、持续时长及疼痛发作的时间规律等特征，可为临床诊断提供有价值的线索，如疼痛是持续、长期的，还是间断、短暂、瞬时的；是阵发还是偶发；是定时、规律发生，还是不规律发生；是急剧发生，还是缓慢发生。疼痛发生的时间特征是进行紧急处理或常规诊治的重要参考因素。

### 2. 药物护理

给药途径首选口服，有明确不宜口服指征的老年人可选择其他途径，如皮下、静脉、直肠给药等。指导老年人按规定时间间隔规律服用镇痛药，按时给药可维持有效的血药浓度。

### 3. 非药物护理

恰当应用非药物疗法常常可以起到较好的辅助镇痛效果，包括按摩、冷热敷、经皮神经电刺激、放松训练、转移和分散注意力、冥想、催眠等。对于简单易行的方法，可指导老年人家属自己实施，有些方法需要专业人员引导开展。对于介入治疗镇痛的老年人，需做好术后伤口的观察、预防感染等相关并发症等。无论哪一种，均需在实施前作好评估和宣教。

## 三、注意事项

### 1. 便秘的处理

便秘可能伴随阿片类药物治疗的全程，需积极防治。积极为老年人排除便秘形成的可逆因素，如增加膳食纤维、适当运动等；对长期口服阿片类药物的老年人，需应用药物如乳果糖等预防便秘。口服药物治疗便秘前应明确老年人是否有直肠内粪块滞留。发现老年人直肠内有不易排出的粪块时，可首先考虑经直肠使用通便的栓剂，若无效则应灌肠，以上措施均失败时可考虑人工直肠取便。

### 2. 恶心、呕吐的处理

恶心、呕吐是阿片类药物最常见的不良反应之一，但老年人恶心、呕吐的病因及诱因多种多样，如同时接受化疗、放疗等治疗，并发胃肠道炎症、肠梗阻等均可导致恶心、呕吐，在治疗前应首先明确病因。恶心、呕吐大多出现在老年人初次使用阿片类药物的最初几天，可考虑同时给予甲氧氯普胺等止吐药物预防，若症状消失，则可停止使用。为老年人创造舒适的休息环境，避免不良刺激，预防误吸，必要时监测生命体征及水、电解质平衡情况。发生剧烈呕吐时，暂时禁饮禁食，遵医嘱补充水分和电解质。如恶心、呕吐持续1周以上，需要重新评估病因，考虑更换阿片类药物。

### 3. 尿潴留的处理

同时使用镇静剂的老年人中，尿潴留发生率高达 20%。尿潴留发生时应首先尝试诱导排尿或考虑中医手段。上述方法无效时可考虑导尿。

## 【技能导入】

范爷爷，72 岁，7 个月前体检发现左肺占位，CT 示左肺占位及纵隔淋巴结肿大，肺穿刺示腺癌。3 个月前左侧肩关节出现转移灶，导致左侧肩关节持续性酸痛。目前遵医嘱给予止痛药口服，疼痛控制不佳，夜间很难入睡，已 3 天未排大便，腹胀明显。

## 【技能分析】

### 一、评估疼痛情况

从疼痛部位（包括范围）、疼痛强度、疼痛性质和疼痛发生的时间特点等 4 个方面进行评估。

### 二、梳理其他健康问题

（1）便秘：3 天未排大便，与服用止痛药有关。

（2）睡眠障碍：夜间很难入睡，与疼痛有关。

### 三、制订照护计划

针对范爷爷的疼痛控制不佳以及便秘和睡眠障碍等情况，制订个性化的照护方案。

## 【实践思考】

（1）如何对疼痛的老年人进行全面、准确的评估？

（2）当止痛效果不佳时，有哪些应对策略？

# 【技能工单】

| 技能名称 | 疼痛护理 | 学时 | | 培训对象 | |
|---|---|---|---|---|---|
| 学生姓名 | | 联系电话 | | 操作成绩 | |
| 操作设备 | | 操作时间 | | 操作地点 | |
| 技能目的 | 能够观察和护理临终老年人疼痛的症状。 | | | | |
| 技能实施 | 准备 | 1.<br>2.<br>3. | | | |
| | 操作流程 | 1.<br>2.<br>3.<br>4.<br>5.<br>6.<br>7. | | | |
| | 实施小结 | 1.<br>2. | | | |
| | 整理用物 | 1.<br>2. | | | |
| | 自我评价 | | | | |
| 教师评价 | | | | | |

# 【活页笔记】

| 技能名称 | 疼痛护理 | 姓名 | | 学号 | |
|---|---|---|---|---|---|
| 实践要求 | 结合技能目标，开展实践练习。模拟为临终老年人进行疼痛护理的操作。 | | | | |
| 实践心得体会 | | | | | |
| 反思与改进 | | | | | |
| 教师评价 | | | | | |

教学视频

# 技能 4
# 呼吸困难护理（AN-4）

## 【技能目标】

### 知识目标

掌握呼吸困难的相关知识。

### 能力目标

评估和护理生命末期呼吸困难的老年人。

### 素质目标

（1）在照护中能够体现维护生命尊严，尊重生命价值的人文精神。

（2）在照护中，能够用温暖的言行与临终老年人进行交流。

## 【相关知识】

### 一、基本概念

呼吸困难是呼吸系统疾病中最为常见的症状之一，呼吸困难是指某种不同强度、不同性质的空气不足、呼吸不畅、呼吸费力及窒息等呼吸不适感的主观体验，伴或不伴呼吸费力表现，如张口呼吸、鼻翼扇动、呼吸肌辅助参与呼吸运动等，也可伴有呼吸频率、深度与节律的改变。老年人的精神状况、生活环境、文化水平、心理因素及疾病性质等对其呼吸困难的描述具有一定的影响。

### 二、常用方法

#### 1. 药物护理

根据病情，正确选择用药。注意用药的时间、剂量、方法及不良反应的观察与护理。

#### 2. 非药物护理

（1）一般护理措施。

密切观察呼吸频率改变、节律改变、深浅度改变、音响改变等，对于濒死期老年人常出现浅表不规则呼吸，有时呈叹息样。

协助老年人选择合适的卧位，如胸腔积液、心包积液、慢性心肺疾病的老年人需抬高床头，取半卧位或端坐位，提供枕头或床边桌椅等作为支撑物，帮助老年人找到舒适的体位，增加舒适感。

引导老年人控制能量消耗，通过用手势或笔来进行沟通交流，取得家属理解配合，减少老年人能量消耗；将日常用品放置于老年人触手可及的地方，控制耗氧量。

指导老年人进食高营养、高蛋白、清淡易消化的饮食，少食多餐，避免便秘。

（2）心理护理。

放松疗法：呼吸困难的症状是胸廓和呼吸肌紧张。在日常清洁、体位变换中，对老年人进行身体接触按摩来减轻不适感。具体方法：轻轻按摩老年人头部、前胸部、腹部、背部、双上肢，如老年人感觉舒适，可以用热毛巾在前胸部和背部进行湿搓。另外，手浴和足浴也可以帮助老年人松弛肌肉，增加照护人员与老年人的交流。

呼吸辅助法：老年人常常因呼吸困难而陷入恐慌，为了更好地呼吸而集中于吸气，得不到充分的呼气而恶性循环，可使用呼吸辅助法帮助他们。具体方法：将手放在老年人胸廓间，使其与老年人的呼吸同步，在老年人呼气末阶段用有效的手法，用力弯曲肘部，紧贴老年人胸部，轻柔包住胸廓，将胸廓向骨盆的方向下拉，而后在开始吸气的时候，双手在放松的状态下自然诱导吸气，不要因老年人胸廓的扩张而放开手，以充分呼气为目标，与老年人同步呼吸。

## 三、注意事项

（1）保持房间安静舒适、温湿度适宜，每天开窗通风。

（2）发放的衣服要宽松、舒适、透气，出入房间放慢脚步，操作轻柔。

（3）根据老年人呼吸困难的程度以及病情，告知老年人及家属合理安排休息，在病情允许的条件下，为老年人提供拐杖、助步器，协助老年人在床边进行适量走动，提高耐力。

## 【技能导入】

涂爷爷，82岁，初中文化，肺癌Ⅳ期，呼吸困难1天，咳嗽咳痰5天，氧饱和度84%，B超示左侧大量胸腔积液，遵医嘱予以抗感染、平喘、化痰、激素及放胸水等对症治疗，高流量面罩吸氧10 L/min持续吸入，患侧卧位。目前氧饱和度维持在90%~92%，无法长时间离氧，老人对呼吸困难的症状感到恐惧，缺乏疾病相关知识。

## 【技能分析】

### 一、评估呼吸困难情况

从胸腔积液、咳嗽咳痰、氧饱和度、氧流量等方面评估老年人呼吸困难的情况。

### 二、梳理其他健康问题

（1）呼吸道清理无效：咳嗽咳痰。

（2）恐惧：与呼吸困难有关。

### 三、制订照护计划

针对涂爷爷的呼吸系统症状及对呼吸困难的恐惧等问题，制订个性化的照护方案。

## 【实践思考】

（1）对呼吸困难的老年人应该观察哪些内容？

（2）呼吸困难有哪些非药物处理方法？

## 【技能工单】

| 技能名称 | 呼吸困难护理 | 学时 | | 培训对象 | |
|---|---|---|---|---|---|
| 学生姓名 | | 联系电话 | | 操作成绩 | |
| 操作设备 | | 操作时间 | | 操作地点 | |
| 技能目的 | 能够观察和护理临终老年人呼吸困难的症状。 | | | | |
| 技能实施 | 准备 | 1.<br>2.<br>3. | | | |
| | 操作流程 | 1.<br>2.<br>3.<br>4.<br>5.<br>6.<br>7. | | | |
| | 实施小结 | 1.<br>2. | | | |
| | 整理用物 | 1.<br>2. | | | |
| | 自我评价 | | | | |
| 教师评价 | | | | | |

# 【活页笔记】

| 技能名称 | 呼吸困难护理 | 姓名 | | 学号 | |
|---|---|---|---|---|---|
| 实践要求 | 结合技能目标，开展实践练习。模拟为呼吸困难老年人进行评估和护理的操作。 | | | | |
| 实践心得体会 | | | | | |
| 反思与改进 | | | | | |
| 教师评价 | | | | | |

教学视频

# 技能 5
# 咳嗽咳痰护理（AN-5）

## 【技能目标】

### 知识目标

掌握咳嗽咳痰的相关知识。

### 能力目标

评估和护理生命末期咳嗽咳痰的老年人。

### 素质目标

（1）在照护中能够体现维护生命尊严，尊重生命价值的人文精神。

（2）在照护中，能够用温暖的言行与临终老年人进行交流。

## 【相关知识】

### 一、基本概念

咳嗽是因咳嗽感受器受刺激引起的一种呈突然、暴发性的呼气运动，以清除呼吸道分泌物。咳嗽时咽喉部、气管及大支气管内过多的分泌物或异物随之排出体外，咳嗽本质上是一种保护性反射活动。咳痰是借助支气管黏膜上皮的纤毛运动、支气管平滑肌的收缩及咳嗽反射，将呼吸道分泌物经口腔排出体外的动作。

### 二、常用方法

#### 1. 药物护理

根据病情、咳嗽性质正确选择药物。注意用药的时间、剂量、方法、用药效果和不良反应的观察与护理。

#### 2. 非药物护理

（1）病情观察：密切观察咳嗽、咳痰的情况，详细记录痰液的颜色、性质、量。正确留取痰标本并送检。

（2）环境与休息：为老年人提供安静、舒适的环境。

（3）体位护理：采取舒适体位。坐位或半坐位有助于改善呼吸和咳嗽排痰。

（4）饮食：给予高蛋白饮食，多吃水果蔬菜，适当增加维生素的摄入，尤其维生素C和维生素E；避免油腻、辛辣刺激和产气多的食物。如无心、肺、肾功能受限，需补充足够的水分（＞1500 mL）。

（5）促进有效咳嗽排痰：

①有效咳嗽：有效咳嗽适用于神志清楚、一般状况良好、能够主动配合的老年人。方法：老年人尽可能坐位，先深而慢地腹式呼吸5~6次，然后吸气到膈肌完全下降，屏气3~5秒，继而缩唇，缓慢地经口将肺内气体呼出，再深吸一口气屏气3~5秒，身体前倾，在呼气末从胸腔进行2~3次短促有力的咳嗽。

②气道湿化：包括湿化治疗和雾化治疗两种方法。主要适用于痰液黏稠者。目前，临床最常用的是小容量雾化器，如射流雾化器、超声雾化器及振动筛孔雾化器。射流雾化器适用于呼吸道病变或感染、气道分泌物多，尤其是有低氧血症严重气促者；超声雾化器不适用于哮喘等喘息性疾病；振动筛孔雾化器雾化效率高且残量少。针对终末期老年人而言，雾化吸入能帮助老年人痰液咳出，提高其舒适感，但由于药物不同的不良反应可能会出现口腔干燥、味觉障碍等，应加强口腔护理，及时洗脸防止药液残留；及时翻身拍背，有助于附着在气管和支气管上的痰液脱落，保持呼吸道通畅。

③胸部叩击：该法适用于长期卧床、排痰无力者。禁用于咯血、低血压及肺水肿等老年人。方法：老年人侧卧或坐位，叩击者两手手指弯曲并拢，使掌呈杯状，以腕部力量，从肺底部自下而上，由外向内，迅速而有节律地叩击胸壁。每一肺叶叩击1~3分钟，每分钟叩击120~180次。

④体位引流：适用于肺脓肿、支气管扩张症等大量痰液排出不畅时。原则是抬高患肺位置，使引流支气管开口向下，同时辅以拍背，借助重力作用使痰排出。

⑤机械吸痰：适用于痰液黏稠无力咳出、意识不清或建立人工气道者。吸痰是一项比较痛苦的操作，可根据情况与老年人及家属沟通后进行。

（6）心理护理：与老年人主动交谈，倾听老年人诉说，主动耐心诱导和开解。

## 三、注意事项

（1）有效咳嗽时同时收缩腹肌，或用手按压上腹部，帮助痰液咳出。

（2）吸痰时每次吸痰时间＜15秒，两次间隔时间＞3分钟，在吸痰前后提高氧浓度。

（3）体位引流禁用于呼吸困难和发绀者、近1~2周内有大咯血史、年老体弱不耐受者和心血管疾病患者。

## 【技能导入】

万奶奶，68岁，中专文化，肺癌Ⅳ期，CT示左肺占位伴多发转移，老人主诉刺激性咳嗽，少量白黏痰，咳嗽时伴左侧胸部疼痛，呈隐痛，活动后胸闷。夜间咳嗽频繁，严重影响睡眠质量。

## 【技能分析】

### 一、评估咳嗽咳痰情况

从咳嗽的时间、频率、性质、伴随症状，以及痰液的量、颜色、内容物等方面进行评估。

### 二、梳理其他健康问题

（1）胸痛：与咳嗽有关。

（2）睡眠障碍：夜间很难入睡，与夜间频繁咳嗽有关。

### 三、制订照护计划

针对万奶奶咳嗽咳痰的情况和胸痛、睡眠障碍等问题，制订个性化的照护方案。

## 【实践思考】

（1）对咳嗽咳痰的老年人应观察哪些内容？

（2）如何指导老年人进行有效的咳嗽排痰？

## 【技能工单】

| 技能名称 | 咳嗽咳痰护理 | 学时 | | 培训对象 | |
|---|---|---|---|---|---|
| 学生姓名 | | 联系电话 | | 操作成绩 | |
| 操作设备 | | 操作时间 | | 操作地点 | |
| 技能目的 | 能够观察和护理临终老年人咳嗽咳痰的症状。 | | | | |
| 技能实施 | 准备 | 1.<br>2.<br>3. | | | |
| | 操作流程 | 1.<br>2.<br>3.<br>4.<br>5.<br>6.<br>7. | | | |
| | 实施小结 | 1.<br>2. | | | |
| | 整理用物 | 1.<br>2. | | | |
| | 自我评价 | | | | |
| 教师评价 | | | | | |

# 【活页笔记】

| 技能名称 | 咳嗽咳痰护理 | 姓名 | | 学号 | |
|---|---|---|---|---|---|
| 实践要求 | 结合技能目标，开展实践练习。模拟为咳嗽咳痰老年人进行评估和护理的操作。 | | | | |
| 实践心得体会 | | | | | |
| 反思与改进 | | | | | |
| 教师评价 | | | | | |

教学视频

# 技能 6
# 恶心呕吐护理（AN-6）

## 【技能目标】

### 知识目标
掌握恶心呕吐的相关知识。

### 能力目标
评估和护理生命末期恶心呕吐的老年人。

### 素质目标
（1）在照护中能够体现维护生命尊严，尊重生命价值的人文精神。
（2）在照护中，能够用温暖的言行与临终老年人进行交流。

## 【相关知识】

恶心、呕吐是临床常见消化道症状，恶心为上腹部不适和紧迫欲吐的感觉，可见迷走神经兴奋的症状，如皮肤苍白、出汗、流涎、血压降低及心动过缓等，常为呕吐的前奏。一般恶心后随之呕吐，但也可仅有恶心而无呕吐，或仅有呕吐而无恶心。呕吐是通过胃的强烈收缩迫使胃或部分小肠内容物经食管、口腔而排出体外的现象，两者均为复杂的反射动作，可由多种原因引起。

## 一、常用方法

### 1. 一般护理

（1）环境与饮食：注意保持房间通风良好、无异味、温湿度适宜。根据老年人需求，营造轻松愉悦的环境，鼓励老年人阅读、看电视或从事感兴趣的活动等，可以转移老年人的注意力，有助于稳定情绪，减轻恶心、呕吐症状。对于呕吐不止者，须暂禁食，及时处理呕吐物及保持床单位整洁。呕吐停止后，可给予热饮料，以补充水分。必要时根据医嘱给予补液。

（2）口腔护理：老年人发生呕吐后，协助给予口鼻清洁。对于清醒老年人，给予温开水或生理盐水漱口；对于昏迷老年人，应做好口腔护理，可选择海绵棒清洁口腔，增加老年人舒适度。

（3）保持呼吸道通畅：窒息是呕吐最严重的并发症，因此保持呼吸道通畅至关重要。发生呕吐时应保持头偏向一侧，防止呕吐物呛入气管。当少量呕吐物呛入气管时，应轻拍老年人背部可促使其咳出；同时评估窒息风险及后果，与老年人及家属充分沟通，尊重老年人的意愿选择是否用吸引器吸出，避免发生窒息。

（4）观察与记录：老年人发生呕吐时，应了解呕吐前的饮食、用药情况、不适症状以及呕吐的时间、方式，了解呕吐物的性质、量、色、味，以便判断其发病原因。根据需要保留呕吐物送检。

（5）心理护理：终末期老年人易产生悲观失望情绪，对生活失去信心，因此做好心理护理十分重要。对呕吐老年人应给予热诚的关怀、安慰老年人，缓解其紧张情绪，维护其自尊。对精神性呕吐老年人应尽量消除不良刺激，同时通过家属及朋友等给予老年人精神支持，从而降低迷走神经兴奋性，抑制大脑中枢敏感性，减轻负性情绪，必要时可用暗示、冥想等心理治疗方法干预。

（6）其他：穴位针灸、芳香疗法等可以改善老年人恶心、呕吐的症状，其中芳香疗法通过自然吸入、熏蒸、穴位贴敷及沐浴等趋于自然的吸收方式，运用触摸等非语言沟通方法，能够对老年人产生积极的心理影响。美国肿瘤护理学会推荐芳香疗法和按摩作为恶心、呕吐管理的非药物学方法，建议使用佛手柑、薄荷及生姜减轻老年人的恶心、呕吐反应，同时可以帮助老年人解除痉挛，达到肌肉放松的目的。

**2. 药物不良反应护理**

（1）便秘。镇吐药物导致肠分泌及蠕动功能受损是临床上引起便秘最常见的原因，处理方法如下：①饮食活动指导：多饮水，多吃蔬菜、水果及含纤维多的食物。鼓励老年人多活动，促进肠蠕动，预防便秘。②按摩：在老年人腹部依结肠走行方向做环状按摩。做深呼吸，锻炼肌肉，增加排便动力。③针灸天枢、足三里、委阳、三阴交等穴位，或艾灸上巨虚、内庭、足三里等穴位。④药物防治：使用缓泻剂达到润滑肠道的目的，如蜂蜜、香油或液状石蜡；中药如麻仁丸、六味地黄丸和四磨汤等；或使用开塞露、甘油栓以及肥皂条塞肛。

（2）腹胀。腹胀是应用镇吐药物的不良反应之一，处理方法如下：①轻度腹胀，不需特殊处理。明显腹胀，应行保守治疗、禁食、胃肠减压、肛管排气及应用解痉剂。②中医药：中药保留灌肠、按摩、针刺或艾灸刺激穴位。

# 二、注意事项

（1）呕吐物应根据医院感染要求进行处理，同时做好记录。

（2）芳香疗法须经专业芳疗师或通过系统培训合格的医务人员实施。

（3）不良反应便秘用药无效时，可直接经肛门将直肠内粪块掏出，或用温盐水低压灌肠，但对颅内压增高者慎用。

## 【技能导入】

张奶奶，72岁，横结肠癌转移半年，恶心、呕吐半个月。半年前因"反复上腹部不适"至某医院检查，CT提示横结肠占位，腹腔及腹膜多发淋巴结转移，肝脏多发转移，肠镜提示横结肠中分化腺癌。半个月前张奶奶出现恶心，伴进食后呕吐，呕吐胃内容物为主，大便未解，肛门未排气。

## 【技能分析】

### 一、评估恶心呕吐情况

从呕吐前的饮食、用药情况、不适症状以及呕吐的时间、方式，了解呕吐物的性质、量、色、味等方面并进行评估。

### 二、梳理其他健康问题

（1）发生窒息的可能：与呕吐物误吸有关。

（2）腹胀：大便未解，肛门未排气。

### 三、制订照护计划

针对张奶奶的恶心、呕吐、腹胀情况以及从窒息等安全问题防范的角度，制订个性化的照护方案。

## 【实践思考】

（1）如何对恶心、呕吐的老年人进行全面的观察？

（2）如何预防窒息的发生？

# 【技能工单】

| 技能名称 | 恶心呕吐护理 | 学时 | | 培训对象 | |
|---|---|---|---|---|---|
| 学生姓名 | | 联系电话 | | 操作成绩 | |
| 操作设备 | | 操作时间 | | 操作地点 | |
| 技能目的 | 能够观察和护理临终老年人恶心呕吐的症状。 | | | | |
| 技能实施 | 准备 | 1.<br>2.<br>3. | | | |
| | 操作流程 | 1.<br>2.<br>3.<br>4.<br>5.<br>6.<br>7. | | | |
| | 实施小结 | 1.<br>2. | | | |
| | 整理用物 | 1.<br>2. | | | |
| | 自我评价 | | | | |
| 教师评价 | | | | | |

# 【活页笔记】

| 技能名称 | 恶心呕吐护理 | 姓名 | | 学号 | |
|---|---|---|---|---|---|
| 实践要求 | 结合技能目标，开展实践练习。模拟为恶心呕吐老年人进行评估和护理的操作。 | | | | |
| 实践心得体会 | | | | | |
| 反思与改进 | | | | | |
| 教师评价 | | | | | |

教学视频

# 技能 7
# 腹胀护理（AN-7）

## 【技能目标】

### 知识目标

掌握腹胀的相关知识。

### 能力目标

评估和护理生命末期腹胀的老年人。

### 素质目标

（1）在照护中能够体现维护生命尊严，尊重生命价值的人文精神。

（2）在照护中，能够用温暖的言行与临终老年人进行交流。

## 【相关知识】

### 一、基本概念

腹胀是由于各种原因导致的腹内压增加，可表现为胃肠胀气、嗳气、肠鸣音亢进，伴或不伴腹围增大。腹胀既是一个症状，又是一个体征，可以表现为一部分或全腹部胀满；同时，既可为生理性的，又可为病理性的；可以是消化系统本身疾病，也可以是全身性疾病在胃肠道的表现。轻者仅表现为腹部稍饱胀感，重者全腹膨胀，影响呼吸，甚至影响工作和生活。

### 二、常用方法

#### 1. 一般护理

（1）病情观察：密切观察腹胀的程度、伴随症状等。

（2）环境与休息：为老年人提供安静、舒适的病室环境。根据病情协助老年人采取舒适体位，若无禁忌采取半坐位，有助于改善因腹胀导致的呼吸困难。

（3）饮食护理：需要注意鼓励老年人少食多餐，多食用蔬菜、高纤维食物，限制食用易产气的食物和引起便秘的食物，如碳酸饮料、豆类、牛奶、坚果、干果等。有腹水的老年人饮食应高蛋白、高热量、高维生素、低钠。一般腹水老年人不需限制饮水量，而当血钠在 130 mmol/L 时，应限制饮水量约 1500 mL/d。

### 2. 减轻腹胀的护理方法

（1）减少肠腔内容物：采用肛管排气、应用灌肠或软便剂导泻，以减少肠腔内容物，从而缓解腹胀症状。

（2）腹水引流：老年人有大量腹水时可行腹腔穿刺放腹水。穿刺前应说明注意事项，排空膀胱以免误伤；穿刺中及术后监测生命体征，观察有无不良反应；术后用无菌敷料覆盖穿刺部位，如有渗液要及时更换敷料，保持局部的清洁、干燥，必要时可加压包扎；记录腹水的量、性质和颜色，标本及时送检。若置管引流要做好引流管的护理，保持引流的通畅，预防感染发生、管道脱落、堵塞，每天准确记录引流液的量、性质和颜色，每次放腹水不宜过多，约 1000 mL；大量放腹水后老年人应卧床休息 8~12 小时。

（3）腹部精油按摩及腹部热敷。评估腹腔内有无肿瘤，有肿瘤者禁止按摩，以免造成肿瘤破裂，引起老年人生命危险。实施腹部按摩不仅能够通过改变腹腔内的压力，能使胃肠道副交感神经兴奋性增强，并对肠道形成一个机械和反射性的影响，从而促进肠道内气体的排出，而且腹部按摩会加快肠蠕动，促进肠道的排空。腹部按摩可用手掌或大小鱼际紧贴体表，手法柔和，轻重均匀，以老年人可耐受为度，自右下腹部开始，两手一前一后顺时针沿升结肠、横结肠、降结肠和乙状结肠方向做单向旋转按摩，可以促使气体移向肛门部，利于气体排出。在精油按摩 15 分钟后再进行腹部热敷，腹部热敷可改善血液循环，升高皮肤及内脏温度，从而加快肠蠕动，促进排便、排气。热敷最多不超过 30 分钟，否则会造成不良后果。

（4）中医护理：用艾条灸脐部，上下左右移动灸 10~15 分钟；指压足三里、天枢穴，或穴位注射新斯的明促进排气，减轻腹胀。

## 三、注意事项

（1）合理安排给药时间。腹胀老年人常用药物为利尿剂和缓泻剂，应根据药物的起效时间选择给药时机，避免影响老年人休息或增加其他安全风险，如跌倒、坠床等。

（2）观察药物不良反应。如使用利尿剂，应特别注意维持水电解质和酸碱平衡，以每天体重减轻不超过 0.5 kg 为宜；对有高血压、心脏病、糖尿病、肾功能不全合并便秘的终末期患者，应选用安全的缓泻剂；肠梗阻老年人禁忌使用胃肠动力药物。

## 【技能导入】

程奶奶，68 岁，因"胆管癌术后 2 个月，腹胀 3 天"入院。程奶奶神志清楚，精神差，皮肤巩膜黄染，右肋下见经皮肝穿刺胆道引流术（PTCD）引流管，腹部压痛，主诉 7 天未排便，腹胀明显。腹部立位片显示不完全性肠梗阻。

## 【技能分析】

### 一、评估腹胀情况

从腹胀的程度、伴随症状等方面进行评估。

### 二、梳理其他健康问题

（1）黄疸：与胆管癌有关。

（2）精神差：与腹胀、营养不良等有关。

### 三、制订照护计划

针对程奶奶的腹胀情况以及全身疾病情况，制订个性化的照护方案。

## 【实践思考】

（1）对腹胀的老年人如何进行全面的观察？

（2）减轻老年人腹胀的措施有哪些？

## 【技能工单】

| 技能名称 | 腹胀护理 | 学时 | | 培训对象 | |
|---|---|---|---|---|---|
| 学生姓名 | | 联系电话 | | 操作成绩 | |
| 操作设备 | | 操作时间 | | 操作地点 | |
| 技能目的 | 能够观察和护理临终老年人腹胀的症状。 | | | | |
| 技能实施 | 准备 | 1.<br>2.<br>3. | | | |
| | 操作流程 | 1.<br>2.<br>3.<br>4.<br>5.<br>6.<br>7. | | | |
| | 实施小结 | 1.<br>2. | | | |
| | 整理用物 | 1.<br>2. | | | |
| | 自我评价 | | | | |
| 教师评价 | | | | | |

## 【活页笔记】

| 技能名称 | 腹胀护理 | 姓名 | | 学号 | |
|---|---|---|---|---|---|
| 实践要求 | 结合技能目标，开展实践练习。模拟为腹胀老年人进行评估和护理的操作。 | | | | |
| 实践心得体会 | | | | | |
| 反思与改进 | | | | | |
| 教师评价 | | | | | |

教学视频

# 技能 8
# 水肿护理（AN-8）

## 【技能目标】

### 知识目标

掌握水肿的相关知识。

### 能力目标

评估和护理生命末期水肿的老年人。

### 素质目标

（1）在照护中能够体现维护生命尊严，尊重生命价值的人文精神。

（2）在照护中，能够用温暖的言行与临终老年人进行交流。

## 【相关知识】

### 一、基本概念

　　水肿是指过多液体积聚在组织间隙致使全身或局部皮肤张紧发亮，原有皮肤皱纹变浅或消失，甚至有液体渗出的现象。全身水肿是指液体弥漫性分布在组织间隙内；局部水肿是指液体在局部组织间隙内积聚。

　　全身水肿者可因体内液体潴留出现体重增加，伴尿量减少。严重者因心脏前负荷增加，可出现脉搏增快、血压升高，甚至发生急性肺水肿。中量至大量胸腔积液或大量腹水者可因呼吸困难导致运动功能减退。长期持续水肿者可因水肿区组织、细胞营养不良，或因严重水肿致液体渗出，引起皮肤水疱，易出现皮肤溃疡及继发感染、伤口不易修复。水肿也被认为是形成深静脉血栓的危险因素，可导致机体功能下降，影响日常活动。在疾病晚期老年人中，水肿对老年人自尊及身体形象存在负面影响，会导致恐惧等相关心理问题。

### 二、常用方法

#### 1. 皮肤护理

保持床褥清洁、柔软、平整、干燥，做好全身皮肤清洁及护理，预防压疮。水肿较重者应注意衣着柔软、宽松,必要时使用气垫床;对于卧床时间较长者,定时协助或指导老年人变换体位,膝部及踝部、足跟处可垫软枕以减轻局部压力,预防压疮;必要时协助翻身或用软垫支撑受压部位。水肿部位皮肤菲薄,易发生破损,清洗时勿过分用力,避免损伤。

使用便盆时动作轻巧,勿强行推、拉,防止擦伤皮肤。用热水袋保暖时,水温不宜太高,防止烫伤。低蛋白水肿时,身体皮肤弹性降低,营养供给不足,骶尾部皮肤较易发生压疮,应预防性使用减压敷料,如泡沫敷料、水胶体敷料等,保护局部皮肤。避免接触锐器;避免强光长时间照射;做好会阴部护理,减少大小便的刺激,保持会阴部皮肤清洁和舒适;及时处理破损皮肤,防止感染;避免医源性损伤,避免水肿部位的穿刺、注射和输液等操作及水肿肢体测血压、体温等。

### 2.体位护理

水肿局限于下肢且无明显呼吸困难时,可抬高双下肢,以增加静脉回流、减轻水肿。抬高肢体时,可应用绵软的枕头或特制的泡沫橡胶;上肢抬举高度应高于心脏水平,下肢抬举高度以舒适为准,同时可配合使用抗栓(弹力)长袜,注意弹力袜末端肢体肿胀情况,做好受压部位、骨突出处皮肤护理,减少形成淤滞和压迫性溃疡的风险,密切关注老年人体位舒适与安全。当老年人出现明显呼吸困难或胸腔积液、腹水加重时,可给予高枕卧位或半卧位。

由于长期肢体水肿可导致患肢感觉障碍,因此在进行体位护理时要加用床挡,防止坠床。嘱老年人起床下地适当活动,防止下肢感觉障碍,切忌劳累。

### 3.饮食护理

(1)限制钠盐摄入。给予低盐或少盐饮食。限制钠摄入量,每天以 2~3 g 为宜。告诉患者及其家属低盐饮食的重要性,并监督执行;告知限制含钠量高的食物,如腌制或熏制品、香肠、罐头、海产品、苏打饼干等;告知其家属注意烹饪技巧,可用糖、代糖、醋等调味品以增进食欲。

(2)控制液体入量。液体入量包括各种途径的液体输入,如饮食、饮水、服药、输液等以各种形式或途径进入体内的水分。液体入量视水肿程度及尿量而定,结合老年人病情,遵医嘱进行液体管理。

### 4.用药护理

(1)输注白蛋白。对于继发性低蛋白血症的水肿老年人,应输注白蛋白结合利尿治疗。

(2)遵医嘱正确使用利尿剂。遵医嘱在晨间或日间应用利尿药物,以避免夜间排尿过频影响老年人休息。应用利尿剂时,密切监测老年人血清电解质及酸碱平衡情况,观察有无低钾血症、低钠血症、低氯性碱中毒。低钾血症可表现为肌无力、腹胀、肠鸣音减弱、恶心、呕吐及心律失常；低钠血症可表现为无力、恶心、肌痛性痉挛、嗜睡及意识淡漠；低氯性碱中毒可表现为呼吸浅慢、手足抽搐、肌痉挛、烦躁和轻妄；利尿过快过猛可导致有效血容量不足，出现恶心、直立性低血压、口干、心悸等症状。

### 5.活动指导

依据老年人身体综合情况，指导运动训练，鼓励老年人在床上、地下进行适量体力活动（心力衰竭或肾衰竭症状急性加重期或怀疑心肌炎老年人除外），督促其坚持动静结合，循序渐进增加活动量。

肢体锻炼。疾病晚期老年人进行肢体锻炼的原则为维护肢体功能，而非改善肢体功能。可适当进行肿胀肢体的功能锻炼，以增加肌肉的收缩，从而促进潴留液体的回流或吸收。

## 三、注意事项

（1）准确记录 24 小时液体出入量。密切监测老年人尿量变化，若老年人尿量 30 mL/h，应报告医生；密切观察与记录尿液的颜色、性质等。

（2）密切监测生命体征，尤其是血压。观察有无胸腔积液、腹水和心包积液；观察有无急性左心衰及高血压脑病的表现等。查房时采用观察法和按压水肿部位法，对老年人水肿情况进行密切监测。

（3）定期监测体重，每天晨起排尿后或早餐前测量体重。在老年人体力和精力允许的情况下，每天在同一时间、着同类服装、用相同体重计测量体重，对其水肿情况进行监测。此外，由于老年人存在腹水，应同时每天测量腹围。

## 【技能导入】

陈奶奶，70 岁，诊断为子宫内膜腺癌，2 个月前行手术治疗。陈奶奶意识清楚，食欲食量较差，伴轻度低蛋白血症。近日老人颜面部轻度水肿，左下肢中度水肿，右下肢轻度水肿。实验室检查结果显示：白蛋白 27.3 g/L，血钾 3.2 mmol/L，遵医嘱给予 20% 人血白蛋白 100 mL 静脉输注，隔日 1 次，纠正患者低蛋白血症，间断低流量吸氧。

## 【技能分析】

### 一、观察水肿相关病情

从 24 小时液体出入量、生命体征、水肿部位、体重等方面进行观察。

## 二、梳理其他健康问题

（1）水肿：颜面部轻度水肿，左下肢中度水肿，右下肢轻度水肿。

（2）皮肤受损的风险：与水肿有关。

## 三、制订照护计划

针对陈奶奶的水肿情况及全身疾病情况，制订个性化的照护方案。

## 【实践思考】

（1）对水肿的老年人如何进行全面的观察？

（2）水肿的老年人有哪些饮食禁忌？

## 【技能工单】

| 技能名称 | 水肿护理 | 学时 | | 培训对象 | |
|---|---|---|---|---|---|
| 学生姓名 | | 联系电话 | | 操作成绩 | |
| 操作设备 | | 操作时间 | | 操作地点 | |
| 技能目的 | 能够观察和护理临终老年人水肿的症状。 | | | | |

| 技能实施 | 准备 | 1.<br>2.<br>3. |
|---|---|---|
| | 操作流程 | 1.<br>2.<br>3.<br>4.<br>5.<br>6.<br>7. |
| | 实施小结 | 1.<br>2. |
| | 整理用物 | 1.<br>2. |
| | 自我评价 | |
| 教师评价 | | |

# 【活页笔记】

| 技能名称 | 水肿护理 | 姓名 | | 学号 | |
|---|---|---|---|---|---|
| 实践要求 | 结合技能目标，开展实践练习。模拟为水肿老年人进行评估和护理的操作。 | | | | |
| 实践心得体会 | | | | | |
| 反思与改进 | | | | | |
| 教师评价 | | | | | |

教学视频

# 技能 9
# 发热护理（AN-9）

## 【技能目标】

### 知识目标
掌握发热的相关知识。

### 能力目标
评估和护理生命末期发热的老年人。

### 素质目标
（1）在照护中能够体现维护生命尊严、尊重生命价值的人文精神。
（2）在照护中，能够用温暖的言行与临终老年人进行交流。

## 【相关知识】

### 一、基本概念

#### 1. 定义

发热指机体在致热原或非致热原作用下，引起的体温调节中枢功能紊乱，致使产热增加，散热减少，体温超过正常范围。一般而言，当腋下温度超过 37 ℃，口腔温度超过 37.3 ℃，一昼夜体温波动超过 1 ℃，即可称为发热。

根据发热期长短，发热可分为急性发热和长期发热。急性发热：发热病程少于 2 周，常见于急性感染。长期发热：发热持续 2 周以上，常见于淋巴瘤、结缔组织疾病等。根据发热程度将发热分为四个等级：体温在 37.3~38.0 ℃为低热，体温在 38.1~39.0 ℃为中热，体温在 39.1~41.0 ℃为高热，体温在 41.0 ℃以上为超高热。

#### 2. 发热的临床分期

（1）体温上升期。特点为产热大于散热，体温上升。主要临床表现为皮肤苍白无汗、畏寒或寒战，继而体温升高，体温升高形式有骤升或缓升。骤升是指体温在数小时内达 39~40 ℃或以上，常伴寒战、惊厥等，常见于大叶性肺炎、急性肾盂肾炎、败血症、输液或药物反应等。缓升是指体温逐渐上升，数日内达到高峰，多不伴寒战，常见于结核病、伤寒等。

（2）高热期。特点为产热与散热在较高水平上保持相对平衡，一般体温上升至高峰后维持一段时间。主要临床表现为皮肤潮红灼热、呼吸深快、寒战消失、出汗并逐渐增多。发热维持时间长短因病因而异。高热可引起胃肠道功能紊乱，出现食欲下降、恶心、呕吐等症状；持续高热使机体物质消耗增加，若营养物质摄入不足，可致营养不良、体重下降。

（3）体温下降期。特点为散热大于产热，随病因消除而降至正常水平。主要临床表现为汗多、皮肤潮湿，体温下降形式有骤降或缓降。骤降是指体温在数小时内迅速降至正常，常见于急性肾盂肾炎、疟疾、输液或药物反应、大叶性肺炎等。缓降是指体温在数天内降至正常，常见于风湿热、伤寒等。高热老年人体温骤降时，常伴有大量出汗，以致造成体液大量丢失。

## 二、常用方法

### 1. 降低体温

温水擦浴法：采用温水擦浴，水温应略低于老年人皮肤温度（32~34 ℃）。使用温湿毛巾擦拭颈部、腋下、后背、腹股沟处，并要避开心前区、腹部。擦至腋窝、腹股沟等血管丰富处停留时间可稍长，以助散热，四肢及背部各擦拭 3~5 分钟，擦浴时间约为 20 分钟。擦拭时用力要均匀，可用按摩手法刺激血管被动扩张，促进热的发散。温水擦浴后使体表毛细血管扩张，提前发挥解热药的作用，以达到出汗散热的目的。皮肤接受冷刺激后，可使毛细血管收缩，继而又扩张，达到降温效果。温水擦浴后需用柔软大毛巾将身体包好，并要特别注意足部保暖，舒适卧位，30 分钟后复测老年人体温，并做好记录。

酒精擦浴法：将 75% 乙醇溶液（医用酒精）兑温开水（32~34 ℃），至浓度为25%~30% 乙醇溶液进行擦浴降温。以离心方向擦拭四肢及背部。上肢擦拭时，取仰卧位，顺序为颈外侧、上肢外侧、手背、侧胸、腋窝、上肢内侧、手掌；同法擦拭另一侧上肢。背腰部擦拭时，老年人侧卧，顺序为颈下肩部、臀部。下肢擦拭时，取仰卧位，顺序为外侧（髂骨、下肢外侧、足背）、内侧（腹股沟、下肢内侧、内踝）、后侧（股下、腘窝、足跟）；同法擦拭另一侧，每个肢体擦拭 3 分钟，全身擦浴时间不宜超过 20 分钟。注意腋窝、肘窝、手心、腹股沟、腘窝处等血管丰富处稍用力并延长擦拭时间，以促进散热。禁擦拭心前区（可引起心率减慢或心律失常）、腹部（可引起腹泻）、后颈部、足心部位（可引起一过性冠状动脉收缩），以免引起不良反应。

冰袋降温法：可在颈部、腋下、肘窝、腹股沟等处放置冰袋，但前胸、腹部、耳廓部位禁用。用柔软薄毛巾包裹冰袋，避免直接接触皮肤，每次放置时间不超过 20 分钟，在取下冰袋后 30~60 分钟后复测体温。冰袋可通过传导作用吸收机体热量，导致体温下降，同时由于冰袋重量轻、不易破裂、易操作等优点，易被老年人和家属接受。

医用冰毯降温法：当老年人体温升到 39.0 ℃以上时，其他降温方法效果差，可使用医用冰毯全身降温仪，降温效果稳定安全可靠，对于终末期老年人易耐受，可有效避免不良事件发生。

遵医嘱药物降温：遵医嘱给予老年人降温药物，指导老年人正确使用降温药物。观察用药后老年人体温变化，并进行记录。观察用药后主要不良反应，根据老年人情况对症处理。

### 2. 补充营养和水分

给予高热能、高蛋白质、富含维生素和无机盐以及口味清淡、易于消化的饮食，根据病情可予流质、半流质饮食或软食发热期间选用营养含量高且易消化的流食，如牛奶、豆浆、蛋花汤、米汤、绿豆汤、藕粉、鲜果汁、去油鸡汤等；体温下降、病情好转时可改为半流质，如大米粥、菜末粥、面片汤、碎面条、豆腐脑、银耳羹等，可配以高蛋白高热量菜肴，如豆制品、鱼类、蛋黄以及各种新鲜蔬菜；发热后的恢复期可改为普通饮食，如馒头、面包、软米饭、包子、瓜茄类、嫩菜叶和水果等。食欲较好者可适当给予鸡肉、鸭肉、鱼肉、牛肉、蛋制品、牛奶和豆类等。嘱老年人少吃多餐，流质饮食每天进食 6~7 次，半流质每天进食 5~6 次，普通饮食每天 3~4 次。少食多餐制既可补充营养物质，又可减轻胃肠负担，有利于疾病的恢复。

及时补充水分。高热可使机体丧失大量水分，应鼓励老年人多饮水，必要时由静脉补充液体、营养物质和电解质等。供给充足液体，有利于体内毒素的稀释和排出，还可补充由于体温增高丧失的水分，可饮开水、鲜果汁、菜汁、米汤和其他汤类等。

### 3. 心理护理

发热期的终末期老年人常有心理恐惧、紧张、不安、烦躁等情绪，高热还会出现轻妄，应加强心理护理。做好充分的解释工作，让老年人了解病情。在保障安全的情况下，尽量满足老年人的需要。及时解除老年人的不适，如老年人感到口干、口渴，应提供糖盐水，并鼓励多饮水，补足大量水与电解质，防止虚脱，并可解除老年人的烦渴。常去看望老年人，随时排除老年人不适因素，增加老年人的舒适度。

对于躁动、幻觉的老年人，应全程陪护，防止发生意外，并使老年人有安全感。

### 4. 观察病情

观察生命体征，定时测体温变化。一般每天测量 4 次，高热时每 4 小时测量一次，待体温恢复正常 3 天后，改为每天 1~2 次。降温措施实施 30 分钟后，要检测降温效果，做好记录和标识。注意观察发热类型、程度及经过，密切注意呼吸、脉搏和血压的变化。观察是否出现寒战、淋巴结肿大、出血、肝脾大、结膜充血、单纯疱疹、关节肿痛及意识障碍等伴随症状。观察发热原因及诱因是否消除。观察治疗效果，比较治疗前后全身症状及实验室检查结果。观察饮水量、饮食摄取量、尿量及体重变化。做好护理记录和体温单绘制。

## 三、注意事项

（1）对高热寒战或伴出汗者，一般不宜采用酒精擦浴。因寒战时皮肤毛细血管处于收缩状态，散热少，如再用冷酒精刺激会使血管更加收缩，皮肤血流量减少，从而妨碍体内热量的散发。

（2）对高热无寒战又无出汗者，采用酒精擦浴降温，能收到一定的效果。但应注意受凉及并发肺炎。擦洗部位不能全部一次裸露，擦浴过程中，由于皮肤冷却较快，可引起周围血管收缩及血流淤滞，必须按摩老年人四肢及躯干，以促进血液循环加快散热。

（3）一般不宜在胸腹部进行酒精擦浴，防止内脏器官充血，引起不适和并发其他疾病，如胸腹部扩散过多可引起胃肠痉挛性疼痛。

（4）采取降温措施 30 分钟后测量体温（最好测肛温，如测腋温，测量前需停止物理降温半小时），同时要密切观察老年人血压、脉搏、呼吸及神志变化。

（5）对使用冰块降温的老年人要经常更换部位，防止冻伤。腋下冰袋降温后，腋温的测量不宜在 50 分钟内进行。

（6）对于应用医用冰毯降温的老年人，体温探头应放在直肠或腋中线与腋后线中间为宜。

（7）物理降温与药物降温不宜同时进行，物理降温（头部冷敷外）与药物降温不能同时实施，原因是药物降温过程中，皮肤毛细血管扩张、出汗，通过汗液蒸发带走许多热量；物理降温是冷刺激，皮肤毛细血管收缩。

## 【技能导入】

程爷爷，68 岁，胆管癌术后 6 个月。目前程爷爷神志清楚，精神差，皮肤巩膜黄染，尿液呈浓茶色，小腿处水肿。已间歇性发热 1 周，体温 39 ℃，遵医嘱用消炎药，效果不佳，物理降温后体温降至 37.3 ℃。

## 【技能分析】

### 一、评估发热情况

从发热的程度、时间、分期、伴随症状等方面进行评估。

### 二、梳理其他健康问题

（1）发热：已间歇性发热 1 周，体温 39 ℃。

（2）精神差：与发热、水肿等症状有关。

### 三、制订照护计划

针对程爷爷的发热控制情况以及全身疾病等情况，制订个性化的照护方案。

## 【实践思考】

（1）对发热的老年人如何进行全面、准确的评估？

（2）当药物降温效果不佳时，有哪些应对策略？

## 【技能工单】

| 技能名称 | 发热护理 | 学时 | | 培训对象 | |
|---|---|---|---|---|---|
| 学生姓名 | | 联系电话 | | 操作成绩 | |
| 操作设备 | | 操作时间 | | 操作地点 | |
| 技能目的 | 能够观察和护理临终老年人发热的症状。 | | | | |

| 技能实施 | 准备 | 1.<br>2.<br>3. |
|---|---|---|
| | 操作流程 | 1.<br>2.<br>3.<br>4.<br>5.<br>6.<br>7. |
| | 实施小结 | 1.<br>2. |
| | 整理用物 | 1.<br>2. |
| | 自我评价 | |
| 教师评价 | | |

## 【活页笔记】

| 技能名称 | 发热护理 | 姓名 | | 学号 | |
|---|---|---|---|---|---|
| 实践要求 | 结合技能目标，开展实践练习。模拟为发热老年人进行评估和护理的操作。 | | | | |
| 实践心得体会 | | | | | |
| 反思与改进 | | | | | |
| 教师评价 | | | | | |

# 技能 10
# 口干护理（AN-10）

## 【技能目标】

### 知识目标

掌握口干的相关知识。

### 能力目标

评估和护理生命末期口干的老年人。

### 素质目标

（1）在照护中能够体现维护生命尊严，尊重生命价值的人文精神。
（2）在照护中，能够用温暖的言行与临终老年人进行交流。

## 【相关知识】

### 一、基本概念

唾液由人体唾液腺不断分泌入口腔，在正常情况下口腔中唾液的分泌与呼吸、咀嚼、吞咽、语言等唾液消耗须达到平衡，即口腔中保持一定的唾液量，以润滑、保护口腔中的黏膜、牙体和牙周组织。唾液是一种复杂的生物液体，对口腔卫生起重要作用。它作用于口腔和牙齿，可以降低感染和营养不良的危险性，对整体健康状况有着间接的重要作用。唾液的主要功能是润滑和清洁口腔；抵御口腔微生物的致病作用；补充牙齿矿物质；促进食物消化。正常情况下人体 24 小时生成唾液大约 1.5 L。

口干是生活中常见的一种主观感觉，是短暂并可通过自我调节的。当口腔中唾液分泌量减少或消耗量增加，口腔中就会出现唾液分泌和消耗的负平衡，发生口干。

口干症是唾液分泌减少或成分变化引起的口腔干燥状态，为口腔科最常见的临床症状之一。当口腔中唾液丧失的刺激达到一定阈值后引起了主观口腔干燥、口腔烧灼感觉的一种症状。产生口干感觉的阈值因人而异。口干症不是一种独立性疾病，而是一种自觉躯体症状。据报道，75% 以上的晚期癌症老年人唾液生成量减少，出现口干，常常影响味觉、咀嚼、吞咽、发音言语、义齿佩戴、口腔舒适感和生活质量。

## 二、常用方法

### 1. 润滑口腔，刺激唾液分泌

（1）含食酸味的水果切片或蜜饯（柠檬、橘子、猕猴桃、菠萝等）。

（2）啜饮冷饮和酸味果汁饮料。

（3）口中滴入酸味滴剂或2%柠檬酸滴剂。

（4）含食冰块、硬糖、维生素含片。

（5）咀嚼无糖或木糖醇口香糖、木糖醇含片。

（6）必要时可以应用人造唾液或唾液代用品。

### 2. 保持口腔清洁和湿润，预防口腔内继发感染

（1）清醒老年人鼓励勤漱口，每天多次用清水、淡盐水或淡茶水含漱，早晚使用软毛牙刷和含氟牙膏刷牙。

（2）指导老年人进食后使用洁牙线或牙线棒清洁牙缝，有条件者可使用电动水牙线和洗牙器冲洗牙缝。

（3）酌情使用含氟漱口液，避免使用含酒精的漱口液，以防损伤口腔黏膜。

（4）口唇涂抹润唇膏预防干燥皲裂。

### 3. 环境护理

房间保持通风，维持室内温度和湿度适宜，可使用空气加湿器、喷雾电风扇、氧气湿化等。

### 4. 饮食护理

指导老年人戒烟戒酒，避免饮用含酒精和咖啡因的饮料，饮食清淡湿软，在保证热量和营养摄入的情况下适当增加半流质类食物和汤水，避免过干、过硬或油炸烧烤类食品，减少重口味食物和浓味酱汁，少用味精、鸡精、酱油、鱼露、辣椒酱等调味品。

### 5. 舌苔厚的护理

（1）及时清洁舌体，使用软毛牙刷或舌苔刷，蘸6%过氧化氢洗刷舌面。

（2）将等量的苹果汁与苏打水制成混合溶液，含漱并刷洗舌苔。

（3）将0.25 g维生素C泡腾片放置在舌面上，几分钟后用牙刷蘸水刷洗舌苔局部。

（4）条件允许时，可使用新鲜菠萝切片置入口中，如同吸咂硬质糖果般吮食鲜菠萝片。菠萝中含有的天然菠萝蛋白酶属于一种蛋白水解酶，新鲜菠萝比罐头菠萝或干菠萝片含有更多菠萝蛋白酶，可起到清洁口腔和舌苔的作用，并且口感较佳易于接受，生命末期老年人可以尝试使用。

## 三、注意事项

（1）对于意识不清或无自理能力的老年人行口腔护理，早晚及进食后使用口腔海绵棒以淡茶水或清水清洁口腔及舌面，每小时以棉棒蘸温水湿润口腔黏膜及舌体。

（2）对于生命末期老年人，可使用小喷壶、滴管和海绵棒等工具以水湿润舌头和口腔，或将小颗冰块置于舌底缓慢融化滋润。

（3）鼓励老年人少量多次经口适量补充水分，有吞咽障碍者可含食冰块和雪糕，可于饮用液体中加入凝固粉（食物增稠粉）以防呛咳。

## 【技能导入】

张爷爷，70岁，一年前被诊断为鼻咽癌。一周前因背部疼痛就诊，发现癌症转移。老人主诉近半年来，口干症状明显，伴吞咽障碍、口臭、进食困难。

## 【技能分析】

### 一、评估口干情况

从自觉口干症状、唾液量、伴随症状等方面进行评估。

### 二、梳理其他健康问题

（1）吞咽障碍：与口干有关。

（2）疼痛：与鼻咽癌转移有关。

### 三、制订照护计划

针对张爷爷的口干、吞咽困难、疼痛、口臭等问题，制订个性化的照护方案。

## 【实践思考】

（1）对口干的老年人如何进行全面的评估？

（2）有哪些具体措施可刺激唾液分泌？

## 【技能工单】

| 技能名称 | 口干护理 | 学时 | | 培训对象 | |
|---|---|---|---|---|---|
| 学生姓名 | | 联系电话 | | 操作成绩 | |
| 操作设备 | | 操作时间 | | 操作地点 | |
| 技能目的 | 能够观察和护理临终老年人口干的症状。 | | | | |

| 技能实施 | 准备 | 1.<br>2.<br>3. |
|---|---|---|
| | 操作流程 | 1.<br>2.<br>3.<br>4.<br>5.<br>6.<br>7. |
| | 实施小结 | 1.<br>2. |
| | 整理用物 | 1.<br>2. |
| | 自我评价 | |
| 教师评价 | | |

# 【活页笔记】

| 技能名称 | 口干护理 | 姓名 | | 学号 | |
|---|---|---|---|---|---|
| 实践要求 | 结合技能目标，开展实践练习。模拟为口干老年人进行评估和护理的操作。 | | | | |
| 实践心得体会 | | | | | |
| 反思与改进 | | | | | |
| 教师评价 | | | | | |

教学视频

# 技能 11
# 失眠护理（AN-11）

## 【技能目标】

### 知识目标

掌握失眠的相关知识。

### 能力目标

照顾和护理生命末期失眠的老年人。

### 素质目标

（1）在照护中能够体现维护生命尊严，尊重生命价值的人文精神。
（2）在照护中，能够用温暖的言行与临终老年人进行交流。

## 【相关知识】

### 一、基本概念

失眠是指老年人对自身睡眠不满足和不满意的一种主观体验，并以影响白天社会功能为表现，同时也是睡眠不好的主诉，老年人总觉得难以入睡、入睡后多梦、易醒，醒后难再入睡；或早醒、因睡眠时长不足而引起睡眠质量感受差，多伴有醒后疲乏、头痛等感受。

疾病晚期和生命末期的老年人，反复失眠后往往无法应对身心压力，也难以解决日常生活的困难；更容易出现疼痛、食欲减退、消化不良、精神萎靡、活动无耐力等躯体症状，精力下降导致难以处理情绪问题；生理功能和心理功能均受影响。

### 二、常用方法

#### 1. 营造舒适的睡眠环境

包括减少噪声，保证夜间房间光线柔和，降低医疗护理设备运转音量。病室保持适宜的温度和湿度。卧室温度稍低有助于睡眠。提供柔软、舒适、整洁的床铺，使用水床或气垫床，采取半坐卧位睡觉、定时协助翻身，有助于睡眠。合理安排治疗护理操作，尽量不在夜间进行。做到"四轻"，包括走路轻、关门窗轻、操作轻、说话轻，避免各种可能让老年人感到不安全的因素。

### 2. 调整作息时间

协助老年人保持规律的作息时间，防止睡眠颠倒。白天尽量不要躺在床上补觉，大睡要放在晚间。白天的睡眠时间应严格控制 1 小时以内，且避免在下午三点后午睡。白天打盹过多会导致夜晚睡眠时间被剥夺。卧床老年人白天适当增加活动量，如力所能及的功能锻炼和社交活动，尽量促进自然睡眠，做好晚间护理，协助卧床老年人做好睡前准备。

### 3. 心理情绪疏导

鼓励家属多陪伴老年人，促进与老年人的良性沟通，减轻心理压力；及时提供各种诊疗相关信息及注意事项，减轻焦虑和担忧。

### 4. 促进睡眠措施

根据老年人体力与病情安排适当的娱乐活动和运动锻炼。下午锻炼是帮助睡眠的最佳时间，而有规律的身体锻炼能提高夜间睡眠的质量。

积极控制躯体症状，积极关注老年人的不适主诉，协助医生查找原因，恰当应用药物治疗和非药物治疗，积极控制躯体症状，缓解老年人的躯体不适。

睡前 1 小时播放轻柔背景音乐舒缓情绪，温水泡足或温水洗澡放松肌肉、进食少量点心和热饮，均可帮助睡眠。

增加老年人对环境和人际的安全感，例如让老年人知道医护人员在病区守护照顾，陪护人员随时在身边可以协助翻身、拍背、按摩等；房间内可播放轻柔的音乐，或播放连续、均匀、宽带的背景白噪声（例如风声、海浪声、下雨滴水声、溪河流水声、虫鸣鸟叫声、马达引擎声等），可增加老年人的安全感，促进入睡。

## 三、注意事项

（1）睡前 1 小时不宜进食过饱，避免刺激性的食物或药物，如咖啡、浓茶、过分饱食；避免进行剧烈的运动锻炼，可慢速散步。

（2）避免睡前精神紧张和情绪激动，如阅读小说、写信，或观看紧张刺激的电视剧；睡前看手机时间不宜超过 30 分钟，手机的蓝光会影响褪黑色素分泌，妨碍入睡。

（3）遵医嘱规律使用促进睡眠的药物，避免过量或突然停药，并积极关注老年人用药情况和药物不良反应。

## 【技能导入】

邹奶奶，62岁，小学退休老师。诊断患乳腺癌半年，多次行乳腺癌灌注化疗术及靶向药物治疗。老伴半年前离世后，老人持续心境低落，悲伤消沉，做事提不起精神，缺乏活力和兴趣。常常入睡困难、易醒，入睡后多梦，醒后有严重的疲劳感，被确诊患癌后失眠情况加重。

## 【技能分析】

### 一、评估失眠情况

从入睡时间、睡眠时间、夜间醒来次数、精神状态等方面进行评估。

### 二、梳理其他健康问题

（1）睡眠障碍：入睡困难、易醒，多梦。

（2）情绪低落：与老伴去世和自己患癌有关。

### 三、制订照护计划

针对邹奶奶的睡眠情况以及心理状态，制订个性化的照护方案。

## 【实践思考】

（1）对失眠的老年人如何进行全面的评估?

（2）对睡眠障碍的老年人，有哪些照护措施?

## 【技能工单】

| 技能名称 | 失眠护理 | 学时 | | 培训对象 | |
|---|---|---|---|---|---|
| 学生姓名 | | 联系电话 | | 操作成绩 | |
| 操作设备 | | 操作时间 | | 操作地点 | |
| 技能目的 | 能够照护失眠的临终老年人入睡。 | | | | |
| 技能实施 | 准备 | 1.<br>2.<br>3. | | | |
| | 操作流程 | 1.<br>2.<br>3.<br>4.<br>5.<br>6.<br>7. | | | |
| | 实施小结 | 1.<br>2. | | | |
| | 整理用物 | 1.<br>2. | | | |
| | 自我评价 | | | | |
| 教师评价 | | | | | |

## 【活页笔记】

| 技能名称 | 失眠护理 | 姓名 | | 学号 | |
|---|---|---|---|---|---|
| 实践要求 | 结合技能目标，开展实践练习。模拟照护失眠老年人入睡。 | | | | |
| 实践心得体会 | | | | | |
| 反思与改进 | | | | | |
| 教师评价 | | | | | |

教学视频

# 技能 12
# 大小便失禁护理（AN-12）

## 【技能目标】

### 知识目标

掌握大小便失禁的相关知识。

### 能力目标

照顾和护理生命末期大小便失禁的老年人。

### 素质目标

（1）在照护中能够体现维护生命尊严，尊重生命价值的人文精神。

（2）在照护中，能够用温暖的言行与临终老年人进行交流。

## 【相关知识】

### 一、基本概念

#### 1. 定义

大脑中枢神经受损可引起大小便失禁。大便失禁是指肛门括约肌不受意识的控制，而不自主地排便，丧失对大便的控制能力，任何时间内均可排便。尿失禁是指排尿失去意识控制或者不受意识控制，分为真性、充溢性（假性）、压力性、混合型尿失禁。

晚期癌症老年人大小便失禁一般来源于肾脏、泌尿道、盆腔肿瘤的压迫，造成老年人腹胀、腹痛不适，同时神经系统疾病或者心功能不全末期也是大小便失禁的诱因之一。如果不能及时、有效地控制，会严重影响老年人的整体生活质量，甚至导致死亡。因此，解决癌症引发的大小便失禁问题是安宁照护人员照顾晚期癌症老年人的重大挑战及技能，在大小便失禁全程照护中遵循控制症状，以舒缓、无创、保证老年人心肺功能为优选。

#### 2. 尿液评估

正常情况下，留置尿管的老年人每日尿量应为 1000~2000 mL，每次尿量为 200~300 mL，性状为澄清、透明、淡黄色的液体。

（1）尿量异常。

多尿：多尿为 24 小时内尿量超过 2500 mL。多尿有可能是糖尿病、尿崩症或肾功能衰竭等情况的征兆。正常老年人饮水过多或摄入含水较多的食物后，也会引起暂时性多尿。

少尿：少尿为 24 小时内尿量少于 400 mL 或每小时尿量少于 17 mL。少尿常见于发热、水总量摄入过少或休克等的老年人。

无尿或尿闭：无尿或尿闭是指 24 小时内尿量少于 100 mL 或 12 小时内无尿。常提示可能出现严重血液循环障碍、严重休克、急性肾衰竭或药物中毒等情况。

（2）尿液颜色异常。尿液颜色异常常提示泌尿系统疾病，不同颜色其意义不同，常见颜色有红色、咖啡色、深黄色、乳白色等，尿液浑浊，有絮状物时也为异常。尿液红色提示有活动性出血以及尿路感染或其他膀胱疾病。尿液咖啡色提示有出血、泌尿系统疾病。尿液深黄色提示摄入水分不足，应增加进水量。尿液乳白色且呈米汤样，提示有丝虫病等。尿液浑浊，肉眼可见絮状物，提示有尿路感染。

### 3. 排便异常的评估

（1）便秘。便秘指正常的排便形态改变，排便次数减少，每周少于 2 次。排便困难，粪便过干、过硬。触诊腹部较硬实且紧张，有时可触及包块，肛诊可触及粪块。

（2）腹泻。腹泻指粪便稀薄，每日排便在 3 次以上，持续或反复出现。一般由消化系统感染性疾病所致。症状及体征表现为腹痛、肠痉挛、疲乏、恶心、呕吐、肠鸣、有急于排便的需要和难以控制的感觉。粪便松散或呈液体样。

（3）排便失禁。排便失禁是指由各种原因导致肛门括约肌失去控制，粪便不自主地排出。

（4）胃肠胀气。胃肠胀气是由于多种原因引起的，胃肠道不通畅或梗阻，胃肠道的气体不能随胃肠蠕动排出体外，气体聚于胃肠道内。症状及体征表现为腹部膨隆、叩诊呈鼓音、腹胀、痉挛性疼痛、呃逆等。当胃肠胀气压迫膈肌和胸腔时，会出现气急和呼吸困难的情况。

### 4. 影响老年人排便的环境因素

环境是影响排便的重要因素之一，嘈杂、狭小、异味等会让老年人急于离开而使得正常排便受到影响，独立、隐蔽、安静、无异味的舒适环境更易于老年人排便。对于能够行走和坐轮椅的老年人，可采取到卫生间使用坐便器坐位排便，舒适且安全，有利于顺利排便。给卧床的老年人使用便盆进行排便时，应注意使用屏风或轨道拉帘遮挡，创造独立隐私的空间，并注意排便后及时清理，并开窗通风。

### 5. 老年人胃肠功能与排泄的关系

食物进入胃部 5 分钟后，胃便开始蠕动，蠕动波从贲门开始向幽门方向进行，每分钟约 3 次，胃的蠕动一方面可使食物与胃液充分混合，有利于消化，另一方面可以搅拌和粉碎食物，并不断地将食糜推向十二指肠。

在消化过程中，排空的速度与食物成分和形状有关。流食比固体食物排空快，颗粒小的食物比大块食物排空快，糖类排空最快，蛋白质其次，脂类食物最慢。混合食物由胃完全排空一般需 4~6 小时。

消化道和泌尿道是机体主要的排泄途径，即排便和排尿。排泄途径还包括皮肤、呼吸道等。

排便是反射动作，当粪便充满直肠时会刺激肠壁感受器，冲动传入初级排便中枢，同时上传至大脑皮层而产生便意。如环境许可，大脑皮层即发出冲动使排便中枢兴奋增强，产生排便反射，使乙状结肠和直肠收缩，肛门括约肌舒张，同时还须有意识地先深吸气，声门关闭，增加胸腔压力，膈肌下降、腹肌收缩，增加腹内压力，促进粪便排出体外。

排尿是尿液在肾脏生成后经输尿管而暂储于膀胱中，储存到一定量后，一次性通过尿道排出体外的过程。排尿是受中枢神经系统控制的复杂反射活动。

## 二、常用方法

### 1. 小便器（尿壶）的使用

壶身选择：选透明的小便器，能清楚观察到老年人尿液的颜色、量、质及是否有沉淀物。

壶口选择：传统尿壶口粗糙，有尖锐突起物，容易刮伤老年人生殖器。

男性和女性壶口选择：建议使用开口平整、光滑且有柔软硅胶材质保护的尿壶，以避免生殖器受伤。

### 2. 大便器的使用

勿使用传统便盆，传统便盆高度太高，老年人需要费力抬高臀部才能使用，因非正常功能位置不利于卧床老年人使用，容易造成老年人脊椎损伤。

建议使用骨科便盆，老年人的臀部不需抬高很大幅度便能使用，不容易造成老年人脊椎损伤。

骨科便盆上、下各垫尿垫以保持清洁。由于骨科便盆较浅，故建议在便盆上、下铺一层防水尿垫，避免床单与老年人衣物被排泄物污染。

### 3. 男性小便护理

（1）医用尿套的使用。

慎用尿布大包小（大尿布里再放置一小尿片包裹生殖器）：老年人生殖器周皮肤容易因浸润在尿液、粪便中产生侵蚀，而发生尿布疹及红臀。如使用尿布大包小，需加强观察、清洁等照护措施。

尿套尾端打结：先将尿套尾端打结，避免尿液渗出。

尿套前端反折：尿套前端反折，避免尿套开口伤害生殖器皮肤。

魔术贴固定：使用魔术贴固定于生殖器上，切勿贴太紧影响血液循环。

尿套装置完成：尿套放置较低位置，以使尿液不致回流溢出。

（2）尿袋的使用。

保护阴茎上的皮肤：阴茎的皮肤涂抹皮肤保护膜，减少尿液浸润所造成的伤害。

套上专用接尿装置：需选择适合老年人阴茎尺寸大小的专用的硅胶阴茎尿套式接尿装置。

连接尿袋：将尿袋接上阴茎套式接尿装置。

夹闭尿袋：提醒切记关闭尿袋末端开关，避免尿液流出。若出现容易松脱的情形，可使用魔术贴加强固定。

### 4.女性小便护理

压——按压膀胱：当女性老年人膀胱肿胀、解尿困难时，可通过由上往下按压膀胱协助排尿。

拍——轻拍会阴部：当女性老年人膀胱肿胀、解尿困难时，可通过轻拍会阴部协助排尿。

冲——会阴侧面冲洗：当女性老年人膀胱肿胀、解尿困难时，可由侧面冲洗会阴引发尿意协助排尿。

尿壶使用：使用女性尿壶协助老年人床上排尿，尿壶开口需紧贴于会阴部使用。铺尿垫于臀部，避免弄脏床单衣物。

### 5.留置尿管护理

评估留置尿管：妥善固定情况；尿液性质、颜色、尿量情况；会阴区皮肤情况等。

护理措施：保持尿管在位固定稳妥；局部清洗与使用皮肤保护剂；观察尿液颜色、性质、气味、尿量；观察会阴区皮肤情况；定期更换尿管等。

## 三、注意事项

（1）失禁老年人往往较自卑，心理压力较大，需要照护人员的尊重、理解和帮助。保持病室环境整洁和空气清新，定时开窗通风，去除病室内不良气味，使老年人舒适。

（2）局部皮肤护理便后使用软纸沾拭或用温水清洗会阴、肛门周围皮肤，再擦涂油剂予以保护。

（3）训练老年人定时排便，了解老年人排便时间规律，观察排便前表现，如多数老年人进食后排便，照护人员应在饭后及时给老年人使用便器；对排便无规律者，酌情定时给予便器尝试排便，逐步帮助老年人建立排便反射。

## 【技能导入】

李奶奶，89岁，认知症晚期，长期卧床，身体蜷缩，生活完全不能自理，不能交流，不能自主翻身，大小便失禁，长期穿戴尿不湿，骶尾部皮肤出现一期压疮。

## 【技能分析】

### 一、评估大小便情况

了解老年人排便时间规律，观察排便前表现，尿失禁的类型，局部皮肤情况、饮食饮水情况等。

### 二、梳理其他健康问题

（1）骶尾部皮肤压疮。

（2）不能自主翻身。

### 三、制订照护计划

针对李奶奶大小便失禁、骶尾部皮肤压疮、不能自主翻身等问题，制订个性化的照护方案。

## 【实践思考】

（1）如何评估老年人的大小便情况？

（2）大小便失禁照护过程中有哪些注意事项？

## 【技能工单】

| 技能名称 | 大小便失禁护理 | 学时 | | 培训对象 | |
|---|---|---|---|---|---|
| 学生姓名 | | 联系电话 | | 操作成绩 | |
| 操作设备 | | 操作时间 | | 操作地点 | |
| 技能目的 | 能够对大小便失禁的临终老年人进行护理。 | | | | |

| 技能实施 | 准备 | 1.<br>2.<br>3. |
|---|---|---|
| | 操作流程 | 1.<br>2.<br>3.<br>4.<br>5.<br>6.<br>7. |
| | 实施小结 | 1.<br>2. |
| | 整理用物 | 1.<br>2. |
| | 自我评价 | |
| 教师评价 | | |

# 【活页笔记】

| 技能名称 | 大小便失禁护理 | 姓名 | | 学号 | |
|---|---|---|---|---|---|
| 实践要求 | 结合技能目标，开展实践练习。模拟照护大小便失禁的老年人。 | | | | |
| 实践心得体会 | | | | | |
| 反思与改进 | | | | | |
| 教师评价 | | | | | |

教学视频

# 技能 13
# 口腔清洁护理（AN-13）

## 【技能目标】

### 知识目标

掌握口腔清洁的相关知识。

### 能力目标

对生命末期老年人进行口腔清洁的照顾和护理。

### 素质目标

（1）在照护中能够体现维护生命尊严，尊重生命价值的人文精神。

（2）在照护中，能够用温暖的言行与临终老年人进行交流。

## 【相关知识】

### 一、基本概念

终末期老年人由于疾病进展、治疗因素或癌细胞侵犯等，导致老年人发生口干、口臭、口腔炎、溃疡、感染等口腔合并症。正确执行口腔护理，可以保持口腔清洁，镇痛及促进食欲，并能预防口腔溃疡，增加口腔的舒适及美观。

口腔是病原微生物侵入人体的主要途径之一。口腔内的温度、湿度和食物残渣适宜微生物的生长、繁殖。正常人的口腔内存有大量的致病性和非致病性微生物。当身体处于健康状态时，机体抵抗力强，每天进行饮水、进食、刷牙和漱口等活动，对微生物具有一定的清除作用，通常不会出现口腔健康问题。当老年人患病时，由于其机体抵抗力降低，饮水、进食、刷牙和漱口等活动减少，使得其口腔内的微生物得以大量繁殖，常常会引起口腔炎症、溃疡，甚至继发腮腺炎、中耳炎等并发症，同时还会引起口臭、龋齿等问题，不仅影响老年人的形象，而且还会影响其食欲及消化功能。因此，保持口腔清洁对老年人十分重要。

口腔清洁可以达到以下目的：①保持口腔清洁，减少细菌繁殖，预防口腔感染及相关并发症；②可以防止口腔黏膜干燥、破裂，清除口臭，促进老年人食欲；③在清洁口腔的同时，观察口腔黏膜、舌苔的变化及特殊的口腔气味，提供病情变化的信息，协助疾病的诊断。

## 二、常用方法

### 1. 协助老年人漱口

（1）工作准备。

环境准备：室内环境整洁，温湿度适宜。

护理员准备：衣着整洁，洗净双手。

物品准备：准备水杯盛接 2/3 杯清水、吸管、小碗、毛巾、润唇油等。

（2）沟通。

携用物进入房间。向老年人说明准备为其漱口，使老年人作好心理准备。

（3）操作方法。

①摆放体位。自理老年人：叮嘱老年人取坐位。卧床老年人：摇高床头 30°，面向护理员。自理老年人胸前垫毛巾，卧床老年人可将毛巾垫于颌下。

②协助漱口。护理员将水杯递给老年人，饮一口水（卧床老年人应将水杯递到老年人口角旁，指导老年人用吸管吸一口水）。指导老年人漱口。示范"闭紧双唇，鼓动颊部，使漱口液在齿缝内外流动冲刷"。护理员持小碗接取老年人吐的漱口水（卧床老年人将漱口水吐于小碗内），反复多次直至口腔清爽。撤下小碗，取毛巾擦干老年人口角水痕，必要时涂擦润唇油。

（4）整理记录。

①放平卧床老年人的床头。

②携用物至洗漱间。

③整理用物，清洗水杯、小碗及毛巾，毛巾悬挂晾干。

④洗净双手。

⑤记录。

### 2. 协助老年人刷牙

（1）工作准备。

环境准备：室内环境整洁，温湿度适宜。

护理员准备：衣着整洁，洗净双手。

用物准备：水杯中盛 2/3 满清水、牙刷、牙膏、毛巾、跨床小桌、脸盆、润唇油等。

（2）沟通。

携用物进入房间。向老年人说明准备协助其刷牙，使老年人作好心理准备。

（3）操作方法。

①摆放体位。协助老年人取坐位，毛巾置于胸前。在跨床小桌上放稳脸盆。

②指导刷牙。挤黄豆大小的牙膏量于牙刷上。将水杯及牙刷交于老年人手中。叮嘱老年人身体前倾，先含一口水漱口，再进行刷牙。

③指导刷牙方法。牙齿外侧面：上下牙齿咬合，采用竖刷法刷牙。牙齿内侧面：张开口腔，上牙从上向下刷，下牙从下向上刷。牙齿咬合面：螺旋形由内向外刷牙齿咬合面，还可用刷毛轻轻按摩牙龈。上下牙齿的每一个面都要刷，刷牙时间不少于3分钟。刷牙完毕，含水再次漱口至口腔清爽。

④取胸前毛巾协助老年人擦净口角水痕。

（4）整理记录。

①收回毛巾，接过老年人水杯及牙刷。

②撤下脸盆。

③根据老年人需要保持坐位或变换其他体位，必要时涂擦润唇油。

④携用物至洗漱间倾倒污水。

⑤将用物放回原处。清洗毛巾、水盆，毛巾悬挂晾干。

⑥洗净双手。

⑦记录。

### 3. 用棉球法为老年人清洁口腔

（1）工作准备。

环境准备：室内环境整洁，温湿度适宜。

护理员准备：衣着整洁，洗净双手，戴上口罩。

物品准备：准备无菌口护包，小碗或方盘、弯盘、镊子、压舌板、止血钳、棉球16~20个、垫巾。准备清水或生理盐水、手电筒，必要时备润唇油。

（2）沟通。

携带用物进入房间。向老年人说明准备为其进行口腔清洁，老年人做好心理准备。摇高或垫高床头，协助老年人将头偏向护理员。打开无菌口护包，向盛装棉球的小碗或方盘中倒入清水或生理盐水，浸透棉球并清点棉球数量。

（3）操作步骤。

①检查口腔情况。将垫巾铺在老年人颌下，将弯盘放在垫巾上，紧贴于老年人口角旁。将小碗或方盘放在弯盘旁。一手持镊子，一手持止血钳。每次持镊子夹取一个棉球至弯盘上方，用止血钳夹紧棉球的一半，棉球端向下，双手配合，拧干棉球中的水分以不滴水为宜。松开镊子用止血钳夹紧棉球，擦拭口唇。将镊子放于小碗中，持手电筒并打开开关，检查其口腔有无黏膜损伤及义齿等，检查完毕关闭手电筒开关，放回原处。

②擦拭口腔。擦拭牙齿外侧面，叮嘱老年人闭合牙齿，左手使用压舌板撑开一侧颊部，右手止血钳夹紧棉球纵向擦拭牙齿外侧面，用同样的方法擦拭另一侧。擦拭牙齿内侧面，

叮嘱老年人张口，上牙由上至下，下牙由下向上擦拭。更换棉球时，老年人可合嘴休息，以免疲劳。擦拭牙齿咬合面。叮嘱老年人张口，用棉球呈螺旋状擦拭牙齿咬合面，更换棉球时，老年人可合嘴休息，以免疲劳。擦拭颊部，叮嘱老年人张口用止血钳夹紧棉球，自一侧颊部内侧上部向下勾取颊部食物残渣，用同样的方法擦拭另一侧。分别擦拭上腭、舌面，叮嘱老年人张口，由内向外擦拭上腭、舌面。擦拭舌下，叮嘱老年人张口抬舌，擦拭舌下。叮嘱老年人张口，检查口腔是否擦拭干净及有无棉球遗留在口腔内。

③擦润唇油。根据需要为老年人涂擦润唇油。

④清点棉球。清点弯盘及小碗中棉球数量，应与擦拭前数量相同。

（4）整理记录。

①撤去老年人口角旁的弯盘，用毛巾擦净口角水痕。

②协助老年人取舒适卧位，并整理床单位。

③护理员洗净双手。

④记录。

### 4.用海绵棒清洁口腔

（1）用物准备。

适宜漱口液、杯子、小尿垫、海绵棒、毛巾、润唇油（婴儿牙刷套、吸唾器、注射器、软针头）。

（2）实施步骤。

①评估口腔黏膜状况，包括溃疡、破损、感染、舌苔、痰痂、吞咽状况，选择适宜漱口液。

②抬高床头，头偏向一侧，胸前垫吸水小尿垫。打开吸唾器，接上吸引器，置于口腔内低位。

③用海绵棒蘸取漱口液清洁口腔，清洁牙齿内外、咬合面、口腔内颊及舌面、舌下、硬腭，清洁干净为止。

④用吸唾器抽吸老年人口腔内残余漱口液。意识清醒老年人可使用漱口水漱口，将漱口水吐在杯子内。

⑤用毛巾擦净老年人口腔周围。以润唇油或凡士林润滑唇部，预防口唇干裂。

⑥若老年人有义齿，应取下义齿用冷水、软毛牙刷洗净，口腔也应清洁后漱口，义齿不用时浸泡在冷水中。

### 5.口腔异常处理

（1）口臭。

①评估口腔状况，寻求口臭原因。

②使用绿茶水或蜂胶可去除异味。

③芳香治疗：在专业精油师指导下稀释精油漱口或用纱布擦拭。

（2）口腔溃疡。

①避免食用酸味强或粗糙生硬食物，饮用优酪乳可减少溃疡处的刺激。

②开水冲泡薄荷叶、枸杞，放凉后漱口，有镇痛作用；口腔护理前使用利多卡因漱口，减轻疼痛，饭前忌用。

③芳香治疗：将月桂精油、胡萝卜籽精油、茶树精油混合后用椰子油稀释，涂抹于口腔伤口处，效果显著。芳香治疗应在芳香师指导下进行。

（3）舌苔厚。

①软化舌苔：新鲜凤梨切成小片冰冻后口含。维生素C放于舌上融化。1茶勺苏打粉加 20 mL 温水，清洗后需用清水洗净苏打水。

②刮除舌苔：将凤梨片用纱布包裹，再替老年人刷除口腔内舌苔，或是新鲜凤梨汁搭配海绵牙棒做口腔舌苔的清洁。

## 三、注意事项

（1）不要用化学漱口液（复方硼砂漱口液、醋酸氯己定漱口液）进行口腔护理，因其内含不宜吞咽化学成分。可用清水、盐水、茶、柠檬水、维生素C、蜂胶（3~6 滴 +10 mL 白开水中）、甘草水、新鲜凤梨汁等做口腔护理，若老年人吞服也没关系。

（2）口腔护理工具如海绵牙棒（可随老年人口腔任意变形，不会造成老年人口腔伤害）、牙刷、吸唾器、婴儿洁口器（指套牙刷）、超声波喷雾器等，视老年人情况决定用具。

（3）若口腔中有脓、血、痰等蛋白质分泌物，可用3% 双氧水：水 =1 ：4 进行清洁液调配，并根据老年人的感受，调整清洗力度与溶液浓度。口腔护理前可使用超声波喷雾器湿化口腔软化分泌物结痂。若有溃疡时，需先用局部麻醉剂利多卡因镇痛，出血时则用盐酸肾上腺素止血。如有口腔溃疡及感染，可请芳香治疗师指导协助。

（4）对于张口困难老年人，可使用婴儿牙刷套进行清洁。对于无法使用工具清洁口腔老年人，使用注射器连接软针头进行口腔清洗。

## 【技能导入】

李爷爷，68岁，胃癌晚期，经手术多程化疗后病情进展，进入生命末期阶段。目前保留鼻饲管一根，棕褐色液体引出，伴腐臭味，口腔黏膜干燥，口内陈旧血性分泌物。无力漱口，口腔及呼吸中伴有味道引发恶心，不愿与人交流。

# 【技能分析】

## 一、评估口腔情况

老人口腔黏膜干燥、口内陈旧血性分泌物、口腔及呼吸中伴有味道引发恶心。目前保留鼻饲管一根，棕褐色液体引出，伴腐臭味。

## 二、梳理其他健康问题

（1）口腔清洁无效：无力漱口。

（2）自卑：口腔及呼吸中伴有味道引发恶心，不愿与人交流。

（3）恶心：口腔及呼吸中伴有味道。

## 三、制订照护计划

针对李爷爷口腔清洁无效、恶心、自卑等问题，制订个性化的照护方案。

# 【实践思考】

（1）如何评估老年人的口腔情况？

（2）口腔清洁过程中有哪些注意事项？

## 【技能工单】

| 技能名称 | 口腔清洁护理 | 学时 | | 培训对象 | |
|---|---|---|---|---|---|
| 学生姓名 | | 联系电话 | | 操作成绩 | |
| 操作设备 | | 操作时间 | | 操作地点 | |
| 技能目的 | 能够为临终老年人进行口腔护理。 | | | | |
| 技能实施 | 准备 | 1.<br>2.<br>3. | | | |
| | 操作流程 | 1.<br>2.<br>3.<br>4.<br>5.<br>6.<br>7. | | | |
| | 实施小结 | 1.<br>2. | | | |
| | 整理用物 | 1.<br>2. | | | |
| | 自我评价 | | | | |
| 教师评价 | | | | | |

# 【活页笔记】

| 技能名称 | 口腔清洁护理 | 姓名 | | 学号 | |
|---|---|---|---|---|---|
| 实践要求 | 结合技能目标，开展实践练习。模拟为临终老年人进行口腔清洁护理。 | | | | |
| 实践心得体会 | | | | | |
| 反思与改进 | | | | | |
| 教师评价 | | | | | |

教学视频

# 技能 14
# 身体清洁护理（AN-14）

## 【技能目标】

### 知识目标

掌握身体清洁的相关知识。

### 能力目标

对生命末期老年人进行身体清洁的照顾和护理。

### 素质目标

（1）在照护中能够体现维护生命尊严，尊重生命价值的人文精神。
（2）在照护中，能够用温暖的言行与临终老年人进行交流。

## 【相关知识】

### 一、基本概念

头发脏污瘙痒，会影响到老年人的睡眠、心情及生活品质。给老年人床上洗头是照护人员的基本功。洗头可以增进头皮血液循环，除去污秽和脱落的头屑，保持头发的清洁，使老年人舒适。

皮肤是抵御外界有害物质入侵的第一道屏障。对于长期卧床老年人，汗液中的盐分及含氮物质常存留在皮肤上，和皮脂、皮屑、灰尘、细菌结合，黏于皮肤表面，刺激皮肤，使其抵抗力降低，易致各种感染。洗澡是老年人的基本需要，床上擦浴可以保持皮肤清洁干燥，促进皮肤的血液循环，增强排泄功能，预防皮肤感染。

洗澡是人的基本需要。老年人因卧床多日未洗澡，不但影响日常作息，更影响心情。水有清洁及安抚的作用，适时为老年人用盆浴水洗，可满足老年人的基本需要、促进睡眠、安抚情绪，也为老年人与家人提供更加亲密的交流机会。

### 二、常用方法

#### 1. 床上洗头

（1）用物准备。

长方形毛巾、塑料袋、小枕头、洗头槽、水桶、多孔美发干洗瓶、洗发液或中性肥皂、吹风机。

（2）实施步骤。

①调整床至适当高度，避免弯腰，移除床头板。

②颈后放置一条长方形毛巾，以防溅湿衣物与床单。以防水塑料袋包裹一小枕头，放置于老年人颈后作支撑。

③放置床上洗头槽，将老年人姿势调整舒适状态。洗头槽接水桶盛接洗头的脏废水。

④打湿头发，用多孔美发干洗瓶或将矿泉水瓶打小洞制作成冲洗壶打湿头发。

⑤使用少许洗发液，头部如有伤口或放疗者不建议使用洗发液，可用中性肥皂及清水。以指腹按摩头皮，严禁使用指甲用力抓老年人头皮。可按摩百会穴、风池穴等头部穴位。

⑥冲水，可使用水瓢或多孔美发干洗瓶替老年人冲水，以方便使用与取得为佳。

⑦擦干，以垫在老年人颈后的毛巾包裹洗好的头发并擦干。使用吹风机吹干头发时，务必以手挡在老年人的头与吹风机之间，避免烫伤。

### 2. 床上擦浴

（1）用物准备。

两盆水，一盆100 ℃，一盆冷水；毛巾、沐浴乳、乳液。

（2）实施步骤。

①准备两盆水：一盆100 ℃，一盆冷水。

②将毛巾对折后，手握两端，只让毛巾中间浸入100 ℃的水中。手握毛巾两端，拧干水分（小心执行，避免烫伤自己）。将毛巾包裹在手中做成手套，准备替老年人擦浴。

③沐浴乳倒在毛巾上擦洗：一遍沐浴乳，三遍清水，注意遮挡未擦部位，做好保暖。毛巾擦一遍后可翻转擦洗第二遍，清水洗净毛巾，再将毛巾放入100 ℃水中，重复操作。

④擦洗顺序：

双上肢、前胸、腹部（第一遍沐浴乳）—翻转毛巾—双上肢、前胸、腹部（第二遍清洁）—洗毛巾—双上肢、前胸、腹部（第三遍清洁）—翻转毛巾—双上肢、前胸、腹部（第四遍清洁）。

背部（第一遍沐浴乳）—翻转毛巾—背部（第二遍清洁）—洗毛巾—背部（第三遍清洁）—翻转毛巾—背部（第四遍清洁）。

双下肢（第一遍沐浴乳）—翻转毛巾—双下肢（第二遍清洁）—洗毛巾—双下肢（第三遍清洁）—翻转毛巾—双下肢（第四遍清洁）。

⑤擦洗时稍加力度，促进血液循环，使老年人感到舒适。有开放性伤口、深静脉血栓或骨转移老年人除外。

⑥涂抹乳液。

### 3. 盆浴

（1）用物准备。

可升降浴缸、转移板、浴巾、毛巾、洗发水、沐浴乳、吹风机。

（2）实施步骤。

①运用小推床将老年人移至浴室，将老年人翻身，放入移位板。将老年人的双足与肩

膀放于移位板上。手扶老年人肩膀与髋部，平行将老年人从大床滑至小床。取出移位板，绑上安全带，确保移动中老年人安全。

②轻柔脱掉老年人衣服并注意保暖。

③调节合适水温，邀请家属一同为老年人沐浴洗澡。

④适时引导家属与老年人互相"四道"人生（道谢、道歉、道爱、道别）。

⑤洗澡后以毛巾、浴巾或被单包裹老年人，避免着凉。

⑥老年人洗完澡后可涂上乳液保持皮肤润泽。

⑦轻柔帮助老年人穿上衣服。

### 4. 手部清洁按摩

①铺上塑胶垫避免弄湿床单和老年人衣物。

②使用去角质凝胶去除老年人手上老旧角质。

③使用温水毛巾将附着在老年人手上的角质皮屑清除，擦拭干净。

④以老年人前臂内侧测试水温，调整浸泡用水的温度，38~40 ℃为宜。

⑤将老年人的双手泡入温水中，约 10 分钟。

⑥协助老年人手部关节做被动运动。

### 5. 足部清洁按摩

①可选择性进行单侧或双侧按摩。

②重复手部按摩护理操作流程（步骤①～⑥），对老年人足部进行清洁。

③由远心端向近心端进行足部按摩。

④美容蒸汽机加精油，使用热气熏蒸足部，使足部保持温暖、湿润的状态。

## 三、注意事项

### 1. 床上洗头注意事项

（1）使用的道具必须避免让老年人感到不适，预防再度伤害。

（2）对于老年人头部有伤口、肿瘤、做放疗者，必须特别小心，不可用指甲抓，不可用含化学成分的洗发液，可用中性肥皂。

（3）为了保护老年人及保护自己，可戴橡皮手套替老年人洗头。

### 2. 床上擦浴注意事项

（1）能用水洗（淋浴或盆浴）的老年人，不要床上擦浴，因为干洗绝对比不上水洗。

（2）擦浴过程中注意老年人保暖，注意保护老年人隐私。

（3）照护人员必须剪短指甲，小心不要伤害老年人。

（4）利用适当技巧使擦浴用水温度适合又不致烫伤。

（5）擦浴动作迅速，以免老年人受凉或疲倦。过程应在 10 分钟内完成。

（6）视老年人皮肤情况使用肥皂。皮肤太干燥少用肥皂。选择中性肥皂或含有乳液的肥皂。

（7）选用长毛毛巾，不仅保暖还有按摩皮肤的作用。

### 3. 盆浴注意事项

（1）随时注意老年人衣着，避免移动或洗澡时老年人着凉。

（2）移动至浴室时要保护老年人，避免跌下小床。

（3）洗澡过程中要保护老年人隐私，可以用毛巾或被单遮盖身体部位。

### 4. 手足按摩注意事项

（1）热水泡双手、双足各约 10 分钟，选择适合水温，避免烫伤老年人。

（2）擦干手、足后涂上乳液或加入芳香精油进行按摩。

（3）顺着经络穴道指压按摩，由远心端向近心端方向按摩。

（4）按摩者注意剪短指甲，小心指甲误伤到老年人。

（5）禁止指压按摩的部位和情况包括肿瘤部位、伤口、皮肤溃疡和血小板过低者。

## 【技能导入】

吴奶奶，86 岁，胰腺癌晚期，有腹水、双下肢水肿，无自主活动，大小便失禁。因家中条件有限，两周没洗头、擦身。家人表示愿意帮助患者洗头、擦身，困惑于不知晓方式方法，怕给老人带来痛苦。老人情绪低落，不愿给家人添麻烦，恐惧翻身过程中出现疼痛，不愿擦身。

## 【技能分析】

### 一、评估身体清洁情况

老人口腔黏膜干燥、口内陈旧血性分泌物、口腔及呼吸中伴有味道引发恶心。目前保留鼻饲管一根，棕褐色液体引出，伴腐臭味。

### 二、梳理其他健康问题

（1）身体清洁无效。

（2）情绪低落。

（3）水肿。

（4）大小便失禁。

### 三、制订照护计划

针对吴奶奶身体清洁无效、情绪低落、水肿、大小便失禁等问题，制订个性化的照护方案。

## 【实践思考】

（1）如何评估老年人的身体清洁情况？

（2）身体清洁过程中有哪些注意事项？

## 【技能工单】

| 技能名称 | 身体清洁护理 | 学时 | | 培训对象 | |
|---|---|---|---|---|---|
| 学生姓名 | | 联系电话 | | 操作成绩 | |
| 操作设备 | | 操作时间 | | 操作地点 | |
| 技能目的 | 能够为临终老人进行身体清洁护理。 | | | | |
| 技能实施 | 准备 | 1.<br>2.<br>3. | | | |
| | 操作流程 | 1.<br>2.<br>3.<br>4.<br>5.<br>6.<br>7. | | | |
| | 实施小结 | 1.<br>2. | | | |
| | 整理用物 | 1.<br>2. | | | |
| | 自我评价 | | | | |
| 教师评价 | | | | | |

## 【活页笔记】

| 技能名称 | 身体清洁护理 | 姓名 | | 学号 | |
|---|---|---|---|---|---|
| 实践要求 | 结合技能目标，开展实践练习。模拟为临终老年人进行身体清洁护理。 | | | | |
| 实践心得体会 | | | | | |
| 反思与改进 | | | | | |
| 教师评价 | | | | | |

# 技能 15
# 进食进水护理（AN-15）

## 【技能目标】

### 知识目标

掌握进食进水的相关知识。

### 能力目标

能够协助进食进水困难的临终老年人进食进水。

### 素质目标

（1）在照护中能够体现维护生命尊严，尊重生命价值的人文精神。

（2）在照护中，能够用温暖的言行与临终老年人进行交流。

## 【相关知识】

### 一、基本概念

#### 1. 概述

31%~87% 恶性癌症老年人存在营养不良，约 15% 在确诊后 6 个月内体重下降超过 10%，尤以消化系统或头颈部肿瘤最为常见，近 20% 恶性癌症老年人直接死亡原因是营养不良而非肿瘤本身。为保证老年人营养摄入的需求，照护团队经营养评估，对存在营养风险的老年人选择适宜的协助进食、饮水方法。临床常用方法包括经口服、鼻饲法（鼻胃管、鼻肠管）、胃造口、肠造口等营养支持途径照护。

协助进食、饮水是简单操作，但也会因操作引起误吸，甚至引起吸入性肺炎；鼻饲老年人误吸物一般为污染的口腔内容物及胃内容物。有研究表明鼻饲的老年人比使用手工喂养（人工协助经口进食）肺炎的发生率低；另外不良的情绪、疼痛因素也是影响食欲的因素之一。

#### 2. 老年人进食的观察

（1）饮食量的观察。了解老年人日常有无饮食量的变化。当老年人的饮食量有明显增多或减少的变化时，要观察并询问老年人，查找原因。因疾病引起饮食量增多或减少，经诊治后遵医嘱用药治疗。因食物外观、口感、色香味或制作工艺影响老年人食欲，导致进食量减少，应积极改进餐饮制作工艺，保障营养的同时，使之更适合老年人口味。

（2）进食速度观察。老年人进食速度一般较慢。进食过快会影响老年人的消化，也容易在进食中发生呛咳或噎食。当老年人出现较明显的进食速度增快或减慢时，应加强观察并告知医生或家属，及时就诊，检查有无精神或器质性病变。

（3）进食中、进食后表现的观察。老年人进食过程中加强巡视观察，可及时发现有无吞咽困难、呛咳、噎食等情况，迅速作出判断并采取措施。观察老年人进食后的表现，可以了解老年人有无胃肠道不适，如出现流涎、食物反流、恶心、呕吐、腹部胀满等症状，以便及时告知医生或家属，采取相应的照料措施。

（4）老年人吞咽困难观察。吞咽困难是指由于口腔、咽喉、食管和神经肌肉等病变的影响引起老年人吞咽费力，自觉食物在通过食管时有梗阻感。呛咳是指由于异物（水、食物或刺激性气体等）误入气管而引起的咳嗽。

（5）噎食、误吸的观察。噎食是指食物堵塞咽喉部或卡在食管的第一狭窄处，甚至误入气道引起呼吸窒息。噎食特征：进食时突然不能说话，并出现痛苦表情；用手按住颈部或胸前，并用手指口腔；如为部分气道阻塞，可出现剧烈咳嗽，咳嗽间歇有哮鸣音。误吸是指异物（如胃内容物、口水、食物或鼻腔内的分泌物）被吸入气道内。老年人在进食、进水过程中突然剧烈咳嗽，有食物或水喷出。此时食物或水可能误入气道。误吸时出现呼吸困难、面色苍白或紫绀，突然剧烈呛咳、气急，继而出现喉鸣、吸气时呼吸困难、声嘶等，严重者可出现口唇、指甲青紫、面色青白等缺氧症状。误吸严重时会迅速出现严重的炎症反应，甚至会在数分钟内因窒息缺氧而死亡。

## 二、常用方法

### 1. 协助老年人经口进食、饮水护理流程

（1）环境和物品准备。

①室内空气清新，光线充足。

②准备餐桌及所需的餐具、食物。

（2）老年人准备。

①床头、床尾 1/3 的部位抬高，协助老年人取舒适的体位。

协助老年人半坐卧位进食、饮水：摆正、稳定老年人坐位，将软垫放入腘窝处，使膝部弯曲，将毛巾围于老年人颌下、胸前，以保持服装、床单位清洁。

协助侧卧位老年人进食、饮水：将毛巾遮盖老年人胸部并披到托盘下面，准备饮水用吸管或吸壶。

协助仰卧位老年人进食、饮水：将托盘放在铺有餐巾的移动餐桌上或床上，让老年人借助镜子看见饮食物品，注意保证老年人肘部活动自如，协助把食物分为老年人一口能咽下的团块，准备饮水用吸管或吸壶。

②督促并协助老年人漱口、洗手，按需戴上义齿，评估口腔情况。

（3）喂食。

①判断准备的食物是否适合老年人，巡视、观察老年人进餐喜好，鼓励进食。观察老年人进餐量，协助不能自行进食的老年人，给予人工协助进食且尽量满足老年人的喜好和习惯，速度、温度要适宜，固态和液态食物轮流各一口喂食。

②"一口食"喂养。小口喂食，每口食物用汤匙盛满 1/3 的食物，以便咀嚼和吞咽，遇有呛咳应立即停止，防止误吸。

准备易下咽、不易误咽的食物或者添加增稠剂。容易吞咽的食物包括果冻和布丁等形状光滑的食物，通过喉部时可变形的柔软食物，黏度适中的块状食物，也可选择为吞咽困难的老年人专用食物。

③协助双目失明或双目被遮盖的老年人进食时，先告知食物增加食欲，促进消化液分泌；如老年人自行进食，按顺时针平面图摆放食物，并告知食品名称（6 点处放置米饭，9 点处放置汤，12 点、3 点处放置菜肴，便于按顺序取用）。

④对于不能自行进餐老年人，使用靠垫等保持体位，使头、颈部前伸，注意前伸的角度，如果颈部过伸会影响吞咽功能，把食物放在采用坐位进餐老年人能看到的地方，并确认老年人想吃的食物，按照"一口食"大小的团块，用餐具送入口中。

（4）饮食宣教。

适宜地讲解有关饮食知识，提供饮食咨询。

（5）整理记录。

用餐后，协助老年人洗手、漱口或口腔护理，恢复舒适卧位，整理床单位。根据需要做好记录。

## 2. 鼻饲法护理流程

（1）床头、床尾 1/3 的部位抬高，协助老年人取舒适的体位。

（2）宣教告知，洗手后毛巾位于老年人颌下、胸前，以保持老年人服装、床单位清洁。

（3）将助食器或者肠内营养装置连接于肠内管路，抽吸、确保通畅在位，注入少量温水，按医嘱给予滴注或者推注。

（4）每次入量< 200 mL，观察老年人状态，鼻饲前后，注入少量温水。

（5）胃管末端反折，妥善固定。

（6）整理床单位，协助老年人恢复舒适卧位。

### 3.噎食、误吸的救助方法

（1）拍背法。食物渣屑或刚饮用的液体等异物误入气道，引发误吸呛咳，护理员站立在老年人身体的侧后位，请老年人低头，位于或低于胸部水平位置。护理员一手放置于老年人胸部扶托，另一手用力适度，连续4~6次急促叩击老年人背部，通过振动并利用重力作用使异物排出。

（2）海姆立克急救法。当老年人发生噎食或异物卡喉时，应立即采用海姆立克急救法。

①原理：利用冲击上腹部（脐上部位），增大腹内压力，使膈肌上抬，肺部及气道内压力瞬间加大，利用这股有冲击性、方向性的气流，使阻塞气管的食物（或异物）上移并被驱出。叮嘱老年人低头张嘴，以便食物（或异物）吐出。

②操作方法：

意识清醒的老年人：可采取立位或坐位，护理员站在老年人背后，双臂环抱老年人，一手握拳，使拇指掌指关节突出点顶住老年人腹部正中线脐上部位，另一手的手掌压在拳头上，连续快速向内、向上冲击6~10次，注意不要伤其肋骨。

卧床或昏迷倒地的老年人：应采取仰卧位，护理员两腿骑跨在老年人大腿外侧，双手叠放于手掌根，顶住腹部（脐上方），连续快速向内、向上冲击。食物（或异物）被冲出时，迅速清理口腔。

## 三、注意事项

（1）老年人进食过程中勿催促老年人进食速度，减少进食时的压力，进食后维持半坐卧位30分钟以上，预防食物逆流及吸入性肺炎。

（2）老年人若因疼痛引起吞咽困难，进食前给予局部镇痛剂或药膏使用。

（3）尊重老年人的选择及自主权，提供最符合老年人需要的方式。例如，若是有口腔开放性伤口可用鼻胃管或经皮内镜下胃/空肠造瘘术（PEG/PEJ）进食，但若老年人已于濒死期则需全面评估老年人消化功能，过多的食物会造成不适。

（4）鼻饲进食每次鼻饲量不应超过200 mL，间隔时间不少于2小时；药片研碎溶解后灌入；鼻饲液温度保持在38~40 ℃；果汁与鲜奶分别注入，以免凝块；喂食前后温水冲洗管腔，避免堵管，胃管末端反折，防止空气进入胃内造成腹胀；所有物品每天消毒，以免引起腹泻。

（5）老年人发生噎食、误吸时应就地抢救，分秒必争。抢救时动作用力适度，以免造成肋骨骨折或内脏损伤。

## 【技能导入】

张奶奶，92岁，脑卒中后遗症，长期卧床，身体蜷缩，生活完全不能自理，不能交流，不能自主翻身，吞咽障碍，长期通过鼻导管进食，消瘦，背部、骶尾部、踝部皮肤有陈旧性压疮瘢痕。

## 【技能分析】

### 一、评估进食进水情况

了解老人进食进水途径、进食进水量、进食种类、营养状况等。

### 二、梳理其他健康问题

（1）营养不良。

（2）压疮风险。

（3）不能自主翻身。

### 三、制订照护计划

针对张奶奶营养不良、压疮风险、不能自主翻身等问题，制订个性化的照护方案。

## 【实践思考】

（1）如何评估老年人的饮食饮水情况？

（2）协助老人进食进水的过程中有哪些注意事项？

## 【技能工单】

| 技能名称 | 进食进水护理 | 学时 | | 培训对象 | |
|---|---|---|---|---|---|
| 学生姓名 | | 联系电话 | | 操作成绩 | |
| 操作设备 | | 操作时间 | | 操作地点 | |
| 技能目的 | 能够协助进食进水困难的临终老人进食进水。 | | | | |
| 技能实施 | 准备 | 1.<br>2.<br>3. | | | |
| | 操作流程 | 1.<br>2.<br>3.<br>4.<br>5.<br>6.<br>7. | | | |
| | 实施小结 | 1.<br>2. | | | |
| | 整理用物 | 1.<br>2. | | | |
| | 自我评价 | | | | |
| 教师评价 | | | | | |

## 【活页笔记】

| 技能名称 | 进食进水护理 | 姓名 | | 学号 | |
|---|---|---|---|---|---|
| 实践要求 | 结合技能目标，开展实践练习。模拟为进食进水困难的临终老年人进食进水。 | | | | |
| 实践心得体会 | | | | | |
| 反思与改进 | | | | | |
| 教师评价 | | | | | |

教学视频

# 技能 16
# 压力性溃疡护理（AN-16）

## 【技能目标】

### 知识目标

掌握压力性溃疡的相关知识。

### 能力目标

（1）能识别压力性溃疡并判断分期。

（2）能为老年人翻身并具备处理 I 期压力性溃疡的能力。

### 素质目标

（1）在照护中能够体现维护生命尊严，尊重生命价值的人文精神。

（2）在照护中，能够用温暖的言行与临终老年人进行交流。

## 【相关知识】

### 一、基本概念

压力性溃疡又称压疮、褥疮，是由于身体局部组织长期受压，导致持续缺血、缺氧、营养不良，致使皮肤失去正常功能而引起的局限性组织破损和坏死。

#### 1. 压力性溃疡发生的原因

（1）力学因素。

压力：对局部组织的持续性垂直压力是引起压疮的最重要原因。局部组织持续受压，可导致毛细血管血液循环障碍，造成组织缺氧，持续超过 2 小时，就可能引起组织不可逆的损害，导致压力性溃疡的发生。

摩擦力：摩擦力由两层相互接触的表面发生相对移动而产生。老年人在床上活动或搬运老年人时，皮肤受到床单和衣服表面的逆行阻力摩擦，易损伤皮肤角质层。当皮肤被擦伤后，再受到汗渍、尿液、粪便等的浸渍时，更易发生压力性溃疡。

剪切力：剪切力由两层组织相邻表面间的滑行而产生的进行性相对移位所引起，由压力和摩擦力协同作用而成，与体位有密切关系。

（2）局部潮湿或排泄物刺激。

失能老人因大小便、汗液、尿液等引起的潮湿刺激导致皮肤浸渍、松软、削弱其保护屏障作用，致使皮肤易受剪切力和摩擦力等损伤。

（3）营养状况。

营养不足、皮下脂肪减少、肌肉萎缩等是导致压力性溃疡形成的重要原因。

### 2. 压力性溃疡的分期

（1）可疑的深部组织损伤。皮下软组织受到压力或剪切力的损害，局部皮肤完整但可出现颜色改变，如紫色或褐红色，或导致充血的水疱。与周围组织比较，这些受损区域的软组织可能有疼痛、硬块、有黏糊状地渗出、潮湿、发热或冰冷。

（2）瘀血红润期。皮肤完整，表现为红、肿、热、痛或麻木，出现压之不褪色的红斑。此期皮肤完整性未被破坏，仅出现暂时性血液循环障碍。

（3）炎性浸润期。皮肤的表皮层、真皮层或二者发生损伤或坏死。受压部位呈紫红色，皮下产生硬结。皮肤因水肿而变薄，有水泡形成。

（4）浅度溃疡期。全层皮肤破坏、可深及皮下组织和深沉组织。表皮水泡逐步扩大、破溃、真皮层创面有黄色渗出液，感染后表面有脓液覆盖。

（5）坏死溃疡期。压力性溃疡严重期，坏死组织侵入真皮层和肌肉层，感染向周边及深部扩展，可深达骨面。坏死组织发黑，脓性分泌物增多，有臭味。

（6）不可分期。全层组织缺失，溃疡底部有腐肉覆盖（黄色、黄褐色、灰色、绿色或褐色），或者伤口床有焦痂附着（碳色、褐色或黑色）。

### 3. 易发部位

多发生于无肌肉包裹或肌肉层较薄、缺乏脂肪组织保护又经常受压的骨隆突处。

（1）仰卧位好发于枕骨粗隆、肩胛部、肘、脊椎体隆突处、骶尾部、足跟。

（2）侧卧位好发于耳部、肩峰、肘部、肋骨、髋部，膝关节的内、外侧及内外踝。

（3）俯卧位好发于耳、颊部、肩部、女性乳房、男性生殖器、髂嵴、膝部、脚趾。

## 二、常用方法

### 1. 为老年人翻身预防压力性溃疡

（1）工作准备。

①环境准备：室内环境整洁，温湿度适宜，关闭门窗，必要时用屏风遮挡。

②护理员准备：衣着整洁，洗净双手。

③物品准备：准备尺子、记录单、笔、体位垫。

（2）沟通。

①携用物进入房间，将用物放在床头桌上。

②向老年人说明准备协助其翻身、观察皮肤变化并对症处理，以取得老年人的配合。

（3）操作流程。

①协助向对侧翻身。一手抬起老年人头部，另一手将枕头移至对侧。将老年人双手交叉，近侧手放在对侧手上方；将老年人双脚交叉，近侧脚放在对侧脚上方。一手放在老年人肩颈部，一手放在老年人腰臀部，将老年人稍移向自己。再次向对侧用力，使老年人翻至对侧。将体位垫放于老年人背部支撑身体，以维持舒适安全的体位。

②观察皮肤变化并识别压力性溃疡。按从头至脚的顺序依次观察：后枕部、肩胛部、肘部、骶尾部、足跟部的皮肤。观察皮肤完整度、皮肤颜色。如发现皮肤发红（非暗红色、

非褐色或紫色），皮肤完整无破损，则可用手指按压红斑，观察有无变白，如没有变白，则为瘀血红润期。使用尺子测量压疮皮肤面积。在记录单中记录查看时间、皮肤异常部位、表现及面积。

③处理并报告。保证床单平整、无渣屑。使用合适的体位垫，使压疮部位悬空，必要时使用减压的泡沫辅助。观察和询问老年人是否舒适。

（4）整理记录。

①整理好床单位。

②协助老年人穿好衣裤，避免褶皱，发现潮湿时及时更换。

③洗净双手。

④记录。

## 2. 协助对压力性溃疡老年人做出正确的照护

（1）工作准备。

①室内环境整洁，温湿度适宜，关闭门窗，必要时使用屏风遮挡。

②衣着整洁，洗净双手，戴口罩。

③准备气垫床、棉垫、体位垫、碘伏、换药物品、无菌注射器、敷料或药物、压疮测量尺等。

（2）沟通。

①携用物进入房间，将用物放在床头桌上。

②向老年人说明准备为老年人进行翻身，进行压力性溃疡的护理，以取得老年人的配合。

（3）摆放体位。

①一手抬起老年人头部，一手将枕头移至对侧。

②将老年人双手交叉，近侧手放在对侧手上方。将老年人双脚交叉，近侧脚放在对侧脚上方。

③一手放在老年人肩颈部，一手放在老年人腰臀部，将老年人稍移向自己。

（4）查看皮肤变化并做相应护理。

①从上至下依次查看的部位是后枕部、肩胛部、肘部、骶尾部、足跟部皮肤。

②观察发生压力性溃疡处的颜色、深度，组织形态，渗出液，周围的皮肤状况。

③用生理盐水清洁局部。

④若为小水疱（直径小于 2 cm），用无菌敷料覆盖。若为大水疱（直径大于 2 cm），局部消毒后用无菌注射器从水疱的最下端抽出疱内液体。若为表面覆盖透明薄膜、薄水胶体，水疱内再次出现较多液体，可在薄膜外消毒后直接穿刺抽出疱内液体。

⑤为老年人使用充气床垫，或采取局部减压的保护措施，使用合适的体位垫，使溃疡部位悬空。

（5）整理用物。

①整理好床单位。

②协助老年人穿好衣裤，避免皱褶，发现潮湿时及时更换。

③观察和询问老年人是否舒适。

④按消毒隔离要求处理用物。

（6）处理并报告。

记录查看时间、皮肤异常部位表现和处理措施，并报告医护人员。

### 三、注意事项

（1）防止局部长期受压。对有头发遮挡的枕骨粗隆、耳廓背面，应特别注意扒开头发认真检查。

（2）照护过程中防止手表、指甲划伤老年人的皮肤。应常修剪老年人的手脚指甲，以防自伤。便器等护理用具应完好，不会刮伤、蹭伤皮肤。

（3）鼓励老年人尽量做力所能及的活动，如下床、关节自主运动等，以促进静脉回流，起到预防压力性溃疡的作用。

（4）侧卧位时需要观察的部位有被压侧的耳廓、肩部、髋部、膝关节的内外侧、内外踝部的皮肤。

（5）抽吸水疱和创面处理时应注意无菌操作。

## 【技能导入】

李奶奶，81岁，身高 158 cm；体重 40 kg；中专文化；丧偶。小时候没有上学，15 周岁进纺织厂，后读夜校；性格孤僻，脾气不好；育有 1 个儿子，2 个女儿；患有帕金森病史 10 年，高血压病史 15 年，2 型糖尿病史 8 年。3 年前，李奶奶活动时跌倒，导致右侧髋部骨折，不能自主翻身，背部、骶尾部皮肤溃烂。

## 【技能分析】

### 一、评估压力性溃疡情况

了解老年人压力性溃疡的部位、面积、深度、分期及表现、受压部位皮肤情况、营养状况等。

### 二、梳理其他健康问题

（1）压力性溃疡。

（2）营养不良。

（3）不能自主翻身。

### 三、制订照护计划

针对李奶奶压力性溃疡、营养不良、不能自主翻身等问题，制订个性化的照护方案。

## 【实践思考】

（1）如何评估老年人的压力性溃疡情况？

（2）预防压力性溃疡有哪些方法？

# 【技能工单】

| 技能名称 | 压力性溃疡护理 | 学时 | | 培训对象 | |
|---|---|---|---|---|---|
| 学生姓名 | | 联系电话 | | 操作成绩 | |
| 操作设备 | | 操作时间 | | 操作地点 | |
| 技能目的 | 1.能识别压力性溃疡并判断分期。<br>2.能为老年人翻身并具备处理I期压力性溃疡的能力。 | | | | |
| 技能实施 | 准备 | 1.<br>2.<br>3. | | | |
| | 操作流程 | 1.<br>2.<br>3.<br>4.<br>5.<br>6.<br>7. | | | |
| | 实施小结 | 1.<br>2. | | | |
| | 整理用物 | 1.<br>2. | | | |
| | 自我评价 | | | | |
| 教师评价 | | | | | |

## 【活页笔记】

| 技能名称 | 压力性溃疡护理 | 姓名 | | 学号 | |
|---|---|---|---|---|---|
| 实践要求 | 结合技能目标,开展实践练习。模拟为压力性溃疡的临终老年人翻身并对其进行护理。 | | | | |
| 实践心得体会 | | | | | |
| 反思与改进 | | | | | |
| 教师评价 | | | | | |

# 模块 3：心理照护与支持

## 【模块描述】

心理照护是指恰当运用沟通技巧与服务对象建立信任关系，引导服务对象面对和接受疾病状况，帮助服务对象应对情绪反应和控制疼痛，尊重服务对象的意愿做出决策，提高其生存质量，促进服务对象以乐观顺应的态度度过生命终末期，从而舒适、安详、有尊严地离世。

## 【学习目标】

### 掌握

情绪评估与照护的基本技能、沟通方法与训练技能。

### 熟悉

（1）服务对象与家庭的基本心理状态与需求。
（2）开展心理照护的工作流程。

### 了解

（1）临终状态的情绪发生发展规律。
（2）常见的沟通困境。

教学视频

# 技能 17
# 心理状态评估（AN-17）

## 【技能目标】

### 知识目标

（1）理解濒临死亡的五个心理阶段的内涵。

（2）掌握心理状态评估表的功能和运用情境。

### 能力目标

（1）能对服务对象的病情、意识情况、理解能力与表达能力进行评估。

（2）能对服务对象的心理需求进行评估。

（3）能运用积极倾听、共情等方法陪伴服务对象，缓解服务对象的身心痛苦。

### 素质目标

（1）培养耐心、爱心的专业素养。

（2）培养沟通的基本能力。

（3）培养信息掌握与分析的能力。

## 【相关知识】

### 一、基本概念

#### 1. 认知能力

认知能力指人脑提取和储存信息，并对所接收的信息进行加工的能力，也就是人们对事物的外在形态及内在性质、功能及变化规律的认识能力。认知能力是人们有效完成各项社会活动最重要的心理条件。认知能力具体包括知觉、记忆力、注意力、思维能力以及想象力。

#### 2. 情绪状态

情绪状态是指情感方面的心理状态，它具有持续性、外显性、情境性、个性化的特点。也就是说人的情绪状态会受到环境变化、自身性格的影响而变化，情绪状态往往会通过人的行为、语言和表情表现出来，并且某种特定的情绪状态会持续一定的时间才能发生变化。依据人的体验，情绪状态通常包括正向情绪与负向情绪。正向情绪是可以给人带来愉快的心境，能够让人感觉有力量、有希望，如开心、满足、骄傲。而负向情绪则是带来不愉快的体验，可能会影响人们日常判断，作出放弃或者攻击的决定，如愤怒、悲伤、失望。

### 3 濒临死亡的五阶段心理反应

美国心理分析医生伊丽莎白·库伯勒·罗斯将濒临死亡的过程分成五个阶段：拒绝、愤怒、挣扎、沮丧、接受。大多数服务对象无论是在一开始就被明确告知病情或是起初不明真相、随后意识到自己患有绝症时，第一反应往往否认死亡的事实。当最初的否认无济于事，愤怒、狂躁、嫉妒、怨恨之情便开始出现，常常把怨气撒在他人的身上。随后服务对象会与残酷的事实讨价还价、作交涉和拖延时间，自我设定一个最后期限，在这个期限内实现一桩心愿、完成一件自我的承诺。当晚期服务对象对自己的状况再也无法否认，当他出现越来越多的征兆、变得越来越虚弱时，会产生一种强烈的失落感和焦虑感，此时可能会严重抑郁。经历了前面的几个阶段，最终进入到对死亡既不感沮丧又不感愤怒的阶段，这时候服务对象开始接受死亡来临的事实，情绪上不再有极端体验，逐渐平静。

## 二、常用方法

### 1. 运用基本资料收集表

基本资料收集表是指运用固定表格的形式收集服务对象的基本信息，表格的形式可根据所在机构的具体情况而定，一般来说，收集的信息包括服务对象的社会身份、病症既往史、药物服用情况等，如表 3-17-1 所示。请注意，如果机构已经存有服务对象的基本资料，不要重复收集，只需要与服务对象及家属进行信息的核对即可。

表 3-17-1　服务对象基本资料表

| 姓名 | | 身份证号 | |
|---|---|---|---|
| 医保卡号 | | 性别 | 1 男　2 女 |
| 民族 | | 出生日期 | 年　月　日 |
| 婚姻状况 | 1 未婚 2 已婚<br>3 丧偶 4 离婚 | 文化程度 | 1 无 2 初 3 高中 / 职高<br>4 大专 5 本科及以上 |
| 宗教信仰 | 1 有　2 无 | 血型 | |
| 职　业 | 1 国家机关、党群组织、事业单位工作人员　2 专业技术人员<br>3 商业、服务业人员　4 农、林、牧、渔、水利业生产人员<br>5 生产、运输及有关人员　6 不便分类的其他从业人员 | | |
| 户籍地址 | _____省_____市_____区 / 县_____街道 / 村 | | |

续表

| 家庭地址 | _____省_____市_____区/县_____街道/村 | | | | |
|---|---|---|---|---|---|
| 紧急联系人 | | 与服务对象的关系 | | 联系电话 | |
| 医疗费支付 | 1 城镇职工基本医疗保险　2 城镇居民基本医疗保险<br>3 新型农村合作医疗　4 贫困救助　5 商业医疗保险<br>6 全公费　7 全自费　8 其他_____ | | | | |
| 药物过敏史 | 1 无　有：　2 青霉素　3 磺胺　4 链霉素　5 其他_____ | | | | |
| 病症既往史 | 病症及确诊时间 | | | | |
| | 手术名称及时间 | | | | |
| 目前正在使用的药物 | | | | | |

### 2. 开展心理状态评估

对临终老年人开展心理状态评估是心理照护的基础环节，只有在把握了服务对象当前心理状态的情况下才能针对性地确定服务目标，制订服务计划。常用的心理状态评估的方式有以下几种。

（1）简易精神状态评价量表（MMSE）。

简易精神状态评价量表简单易行，使用广泛，常用于老年群体的认知和智能功能方面有无衰退的筛查评估工作，如表 3-17-2 所示。

评分标准：每 1 项正确为 1 分，错误为 0 分。总分范围为 0~30 分，正常与不正常的分界值与教育程度有关；文盲（未受教育）组 ≤ 17 分，小学（受教育年限 ≤ 6 年）组 ≤ 20 分，中学或以上（受教育年限 > 6 年）组 ≤ 24 分。分界值以下表示有认知功能缺陷，分界值以上为正常。

备注：①评价项目 6 重复：必须完全相同才算正确；②评价项目 7 阅读：有闭眼睛的动作才给分；③评价项目 10 绘图：图要有 10 个角和 2 条相交的直线。

表 3-17-2　简易精神状态评价量表（MMSE）

| 评价项目 |
|---|

**1. 定向力:**

现在我要问您一些问题,多数都很简单,请您认真回答。　　　　　　　正确 错误

①现在是哪一年?　　　　　　　　　　　　　　　　　　　　　　1□　0□

②现在是什么季节?　　　　　　　　　　　　　　　　　　　　　1□　0□

③现在是几月份?　　　　　　　　　　　　　　　　　　　　　　1□　0□

④今天是几号?　　　　　　　　　　　　　　　　　　　　　　　1□　0□

⑤今天是星期几?　　　　　　　　　　　　　　　　　　　　　　1□　0□

⑥这是什么城市(城市名)?　　　　　　　　　　　　　　　　　　1□　0□

⑦这是什么区(城区名)?(如能回答出就诊医院在本地的哪个方位也可。如为外地服务对象,则可问
服务对象家在当地的哪个方位)　　　　　　　　　　　　　　　　1□　0□

⑧这是什么街道?(如为外地服务对象,则可问服务对象家在当地的哪个街道)

　　　　　　　　　　　　　　　　　　　　　　　　　　　　　1□　0□

⑨这是第几层楼?　　　　　　　　　　　　　　　　　　　　　　1□　0□

⑩这是什么地方?　　　　　　　　　　　　　　　　　　　　　　1□　0□

**2. 即刻记忆:** 现在我告诉您三种东西的名称,我说完后请您重复一遍(回答出的词语正确即可,顺序
不要求)。　　　　　　　　　　　　　　　　　　　　　　　　正确 错误

①回答出"皮球"　　　　　　　　　　　　　　　　　　　　　　1□　0□

②回答出"国旗"　　　　　　　　　　　　　　　　　　　　　　1□　0□

③回答出"树木"　　　　　　　　　　　　　　　　　　　　　　1□　0□

**3. 注意力和计算力:** 现在请您算一算,从 100 中减去 7,然后从所得的数算下去,请您将每减一个 7
后的答案告诉我,直到我说"停"为止。依次减 5 次,减对几次给几分,如果前面减错,不影响后面评分,
例如:100-7=92(错,本次不得分),92-7=85(对,本次得 1 分),85-7=78(对,本次得 1 分),78-7=71(对,
本次得 1 分),71-7=65(错,本次不得分),故本项共得分为 3 分。　　　正确 错误

① 100-7=93　　　　　　　　　　　　　　　　　　　　　　　1□　0□

② 93-7=86　　　　　　　　　　　　　　　　　　　　　　　　1□　0□

③ 86-7=79　　　　　　　　　　　　　　　　　　　　　　　　1□　0□

④ 79-7=72　　　　　　　　　　　　　　　　　　　　　　　　1□　0□

⑤ 72-7=65　　　　　　　　　　　　　　　　　　　　　　　　1□　0□

**4. 回忆:** 现在请您说出刚才我让您记住的是哪三种东西(回答出的词语正确即可,顺序不要求)?
　　　　　　　　　　　　　　　　　　　　　　　　　　　　　正确 错误

①回答出"皮球"　　　　　　　　　　　　　　　　　　　　　　1□　0□

②回答出"国旗"　　　　　　　　　　　　　　　　　　　　　　1□　0□

③回答出"树木"　　　　　　　　　　　　　　　　　　　　　　1□　0□

| 5. 命名: 请问这是什么? | 正确 错误 |
| --- | --- |
| ①回答出"手表"(回答出"表"就算对) | 1□ 0□ |
| ②回答出"铅笔"(回答出"笔"就算对) | 1□ 0□ |
| 6. 重复: 请您跟我说。 | 正确 错误 |
| 说出"大家齐心协力拉紧绳" | 1□ 0□ |
| 7. 阅读: 请您念一念这句话,并按这句话的意思去做(如服务对象为文盲,该项评为 0 分)。<br><br>正确 错误 | |
| 请闭上您的眼睛 | 1□ 0□ |
| 8. 3 步指令: 我给您一张纸,请您按我说的去做。 | 正确 错误 |
| ①服务对象右手拿起纸 | 1□ 0□ |
| ②服务对象将纸对折 | 1□ 0□ |
| ③服务对象将纸放在左腿上 | 1□ 0□ |
| 9. 表达: 请您写一个完整的句子(句子要有主语、谓语,能表达一定的意思)(如服务对象为文盲,该项评为 0 分)。<br><br>正确 错误 | |
| | 1□ 0□ |
| 10. 绘图: 请您照着这个样子把它画下来。<br><br>正确 错误<br><br>1□ 0□ | |

（2）PHQ-9 抑郁症筛查量表。

有时服务对象的低落情绪会被理解为处于临终进程而自然产生的状态,往往不被重视以及不进行处理。事实上,有相当部分的临终服务对象的抑郁症被忽视。虽然临终的状态无法扭转,但抑郁症是可诊断可治疗的疾病。通过药物和心理干预,抑郁状态能有比较明显的改善。对于生命末期的服务对象来说,抑郁症筛查是非常必需且具有价值的。

PHQ-9 抑郁症筛查量表在临床中运用广泛,内容简单、可操作性强。共 9 个问题,每道题 0~3 分,总分为 9 道题得分相加。在这套量表中,每个问题对应从完全没有到几乎全部时间不同程度的回答选项,填表时需要根据过去两周之内症状的出现规律,选择最为符合实际情况的选项,如表 3-17-3 所示。

表 3-17-3　PHQ-9 抑郁症筛查量表

| 根据过去两周的状况，请您回答是否存在以下描述的状况及频率，请看清题目后在符合您的情况的数字上面画√。 | 完全没有 | 好几天 | 超过一周 | 几乎每天 |
|---|---|---|---|---|
| 1. 做事的时候不起劲或者没兴趣 | 0 | 1 | 2 | 3 |
| 2. 感到心情低落、沮丧或绝望 | 0 | 1 | 2 | 3 |
| 3. 入睡困难、睡不安稳或睡眠过多 | 0 | 1 | 2 | 3 |
| 4. 感觉疲倦或没有活力 | 0 | 1 | 2 | 3 |
| 5. 食欲不振或吃太多 | 0 | 1 | 2 | 3 |
| 6. 觉得自己很糟，或觉得自己很失败，或让自己和家人失望 | 0 | 1 | 2 | 3 |
| 7. 对事物专注有困难，例如阅读报纸或看电视 | 0 | 1 | 2 | 3 |
| 8. 动作或说话速度缓慢到别人已经察觉，或正好相反——烦躁或坐立不安，动来动去的情况胜于平常 | 0 | 1 | 2 | 3 |
| 9. 有不如死掉或用某种方式伤害自己的念头 | 0 | 1 | 2 | 3 |
| 总分　= | | | | |

PHQ-9 抑郁症筛查量表的总分范围在 0~27 分的范围之间，总分 0~4 分属于没有抑郁的情况；总分 5~9 分属于轻度抑郁，需要进一步观察，随访时根据情况重复 PHQ-9 测量；总分 10~14 分是中度抑郁，需要向医院申请心理科医生的会诊，针对性地制订药物和咨询的治疗方案；15 分及以上是重度抑郁，应马上申请心理科医生会诊，立即积极开展药物和心理治疗。

（3）医院焦虑抑郁指数量表（HAD）。

医院焦虑抑郁指数量表（HAD）共由 14 个条目组成，其中 7 个条目评定抑郁，7 个条目评定焦虑，如表 3-17-4 所示。共有 6 条反向提问条目，5 条在抑郁分量表，1 条在焦虑分量表，这就导致了评分方式有些不均衡。采用 HAD 的主要目的是进行焦虑、抑郁的筛选检查，因此重要的一点是确定一个公认的临界值。各研究中所采用的临界值不尽相同。按原作者的标准，焦虑与抑郁两个分量表的分值划分为 0~7 分属无症状；8~10 分属症状可疑；11~21 分属肯定存在症状。

表 3-17-4　医院焦虑抑郁指数量表（HAD）

指导语: 情绪在大多数疾病中起着重要作用, 如果医生了解您的情绪变化, 他们就能给您更多的帮助。请您阅读以下各个项目, 在其中最符合您上个月以来的情绪评分上画一个圈(○)。对这些问题的回答不要作过多的考虑, 立即作出的回答会比考虑后再回答更切合实际。

1. 我感到紧张（或痛苦）（A）

□ 几乎所有时候 3

□ 大多数时候 2

□ 有时 1

□ 根本没有 0

2. 我对以往感兴趣的事情还是有兴趣（D）

□ 肯定一样 0

□ 不像以前那样多 1

□ 只有一点儿 2

□ 基本上没有了 3

3. 我感到有点害怕, 好像预感到有什么可怕事情要发生（A）

□ 非常肯定和十分严重 3

□ 是有, 但并不太严重 2

□ 有一点, 但并不使我苦恼 1

□ 根本没有 0

4. 我能够哈哈大笑, 并看到事物好的一面（D）

□ 我经常这样 0

□ 现在已经不太这样了 1

□ 现在肯定是不太多了 2

□ 根本没有 3

5. 我的心中充满烦恼（A）

□ 大多数时间 3

□ 常常如此 2

□ 有时, 但并不经常 1

□ 偶然如此 0

6. 我感到愉快（D）

□ 根本没有 3

□ 并不经常 2

□ 有时 1

□ 大多数 0

**7. 我能够安闲而轻松地坐着（A）**

☐ 肯定 0

☐ 经常 1

☐ 并不经常 2

☐ 根本没有 3

**8. 我对自己的仪容（打扮自己）失去兴趣（D）**

☐ 肯定 3

☐ 并不像我应该做到的那样关心 2

☐ 我可能不是非常关心 1

☐ 我仍像以往一样关心 0

**9. 我有点坐立不安，好像感到非要活动不可（A）**

☐ 确实非常多 3

☐ 是不少 2

☐ 并不很多 1

☐ 根本没有 0

**10. 我对一切都是乐观地向前看（D）**

☐ 差不多是这样做的 0

☐ 并不完全是这样做的 1

☐ 很少这样做 2

☐ 几乎从来不这样做 3

**11. 我突然发现恐慌感（A）**

☐ 确实很经常 3

☐ 时常 2

☐ 并非经常 1

☐ 根本没有 0

**12. 我好像感到情绪在渐渐低落（D）**

☐ 几乎所有的时间 3

☐ 很经常 2

☐ 有时 1

☐ 根本没有 0

| |
|---|
| 13. 我感到有点害怕,好像某个内脏器官变坏了(A) |
| □ 根本没有 0 |
| □ 有时 1 |
| □ 很经常 2 |
| □ 非常经常 3 |
| 14. 我能欣赏一本好书或一项好的广播或电视节目(D) |
| □ 常常 0 |
| □ 有时 1 |
| □ 并非经常 2 |
| □ 很少 3 |
| |
| A 总评分: |
| D 总评分: |

运用此表时,需要注意,HAD 仅是一个焦虑和抑郁的筛查量表,最佳用途是作为综合医院医生筛查可疑存在焦虑或抑郁症状的患者,对阳性的患者应进行进一步的深入检查以明确诊断并给予相应的治疗。该量表不宜作为流行病学调查或临床研究中的诊断工具。

## 三、注意事项

（1）评估工作的开展需要事先取得服务对象及家属的同意。

（2）评估的方式可根据服务对象的具体情况进行调整,如在使用焦虑抑郁情绪测量测评时,服务对象无法自行阅读或者填写,工作人员可以读题的方式帮助服务对象实施评估。

（3）注意保护服务对象的隐私权与知情权。

（4）用通俗易懂的语言解释与疾病相关的专业名词。

## 【技能导入】

李阿姨,67 岁,5 年前确诊胃癌,术后 4 年复发,癌细胞转移至全身多器官,已无法进行手术,在进行半年的化疗治疗后,服务对象病情并没有好转反而进一步恶化。在巨大的身心痛苦中,李阿姨与家人决定放弃积极治疗,申请进入安宁病房。入院时,李阿姨情绪低落,不愿意与他人交流。李阿姨的女儿非常担心她,但又不知道该如何应对。

## 【技能分析】

### 一、评估李阿姨的心理状态

（1）服务对象李阿姨曾以为自己战胜了病魔，癌症的复发使得服务对象的心理上承受了非常大的打击。

（2）半年化疗治疗后，服务对象李阿姨的身体非常虚弱并伴随持续的疼痛，身心痛苦导致李阿姨的抑郁风险较高。

### 二、与李阿姨及其家人建立信任关系

在评估工作开展前，要积极与李阿姨及其家人进行沟通，解释评估工作的必要性及意义，提供必要的支持和帮助。

### 三、选择工作量表

李阿姨是从本医院的肿瘤科转入，因此，服务对象基本信息可从原科室获得，相关资料只需要与李阿姨进行核对即可，不需要重新收集。根据李阿姨的病程发展，可选择PHQ-9抑郁症筛查量表进行情绪状态的评估工作。

## 【技能实施】

### 一、操作流程

（1）查看服务对象档案，了解其基本情况。

（2）与服务对象及家属面对面沟通，核对基本信息。

（3）向服务对象及家属进行评估工作的介绍，重点解释心理评估的作用、所需时间等具体信息，解答服务对象及家属的疑问。

（4）与服务对象约定开展工作的时间和地点。

（5）做好相关的纸、笔、录音设备的准备工作。

（6）开展评估工作，根据服务对象的实际情况和意愿，可本人自己选填也可由护理团队的工作人员代其填写。

（7）选填结束后，尽快进行结果的评估和诊断。

（8）与服务对象及家属沟通评估结果。

## 二、操作注意事项

（1）评估工作正式开始之前，要注意与服务对象及其家属建立信任关系。

（2）评估全过程要根据服务对象的身体与情绪状况进行调整，一定要尊重服务对象自己的意愿。

（3）沟通中，要以服务对象本人为主要沟通对象，如果家属有不同意见，可单独进行再次沟通以了解具体情况。

## 【实践思考】

若服务对象家属对于评估结果不认可，拒绝接受进一步检查，你将如何就此事与家属沟通？

# 【技能工单】

| 技能名称 | 心理状态评估 | 学时 | | 培训对象 | |
|---|---|---|---|---|---|
| 学生姓名 | | 联系电话 | | 操作成绩 | |
| 操作设备 | | 操作时间 | | 操作地点 | |
| 技能目的 | 1.能运用评估方法对服务对象的情绪状态进行评估。<br>2.能运用积极倾听、共情等方法陪伴服务对象，缓解服务对象的身心痛苦。 | | | | |
| 技能实施 | 准备 | 1.<br>2.<br>3. | | | |
| | 操作流程 | 1.<br>2.<br>3.<br>4.<br>5.<br>6.<br>7. | | | |
| | 整理用物 | 1.<br>2. | | | |
| | 自我评价 | | | | |
| 教师评价 | | | | | |

# 【活页笔记】

| 技能名称 | 心理状态评估 | 姓名 | | 学号 | |
|---|---|---|---|---|---|
| 实践要求 | 结合技能实施流程，开展实践练习。两人一组模拟操作与服务对象李阿姨进行沟通，一人扮演服务对象，一人扮演工作人员。完成心理状态评估后，进行记录并评价。完成后再交换角色实践练习。 | | | | |
| 实践心得体会 | | | | | |
| 反思与改进 | | | | | |
| 教师评价 | | | | | |

教学视频

# 技能 18
# 沟通技巧训练（AN-18）

## 【技能目标】

### 知识目标

（1）语言沟通与非语言沟通的含义与功能。

（2）倾听在沟通中的作用。

### 能力目标

（1）熟悉运用积极倾听的技巧。

（2）掌握有效提问的方法。

（3）运用正向表达的方法。

### 素质目标

（1）培养主动沟通的意识与职业素养。

（2）培养理解接纳服务的职业精神。

## 【相关知识】

服务对象沟通是护患双方为了治疗服务对象的疾病，满足服务对象的需求，而在诊治过程中进行的一种交流活动。有效的服务对象沟通可以建立护患关系、收集服务对象信息、提高服务对象依从性、回应服务对象情感需求、提供诊疗决策依据，从而帮助服务对象保持积极的心理情绪，增强服务对象应对死亡的勇气，提升服务效果和满意度。

## 一、基本概念

### 1. 语言沟通

语言沟通是指人们利用有声的自然语言符号系统，通过口述和听觉实现人与人之间的信息交流、沟通心理。语言沟通是结构化的，具体技巧包括提问、倾听、沉默、说明等。

### 2. 非语言沟通

非语言沟通是指使用语言符号以外的各种符号系统进行信息传递、沟通思想、交流情感。非语言沟通是非机构化的，通常是无意识和习惯性的，具体形式包括表情、动作、眼神、姿态、环境等。

## 二、常用方法

### 1. 自我介绍

沟通前应先主动问候服务对象，介绍自己的姓名、岗位、所在部门、交流目的等信息，让服务对象清楚地了解沟通的目标非常重要。在沟通的过程中，如有必要可重复进行自我介绍，帮助服务对象及家属聚焦当下的沟通内容，避免产生误会，同时可以补充介绍机构内容，帮助服务对象熟悉生活环境。

### 2. 通俗表达

与服务对象沟通时，语言表达要考虑到服务对象的知识文化程度，尽可能减少专业术语的使用。始终使用通俗易懂的语言对话，便于准确了解服务对象意图，提高与服务对象的沟通效率。同时，要尽可能与服务对象使用同一种语言，学习本地方言在临终照护中是非常必要的。

### 3. 积极倾听

积极倾听是指主动地听，在倾听服务对象表述时，要做到耐心、共情，站在服务对象的立场去体会其感受。积极倾听包括三个方面：一是要听到事实的部分，也就是服务对象经历了什么，二是要听到情绪，即服务对象的感受是什么，三是要听到想法和观点，服务对象是如何回应的，他／她是如何考虑这个问题等。倾听过程中应做到客观、尊重、不偏不倚、不带主观色彩，避免带着情绪、偏见、片面或选择性地听取服务对象的诉求。

### 4. 提问

提问方式包括开放式提问、封闭式提问和焦点式提问。开放式提问如"您现在感觉怎么样？"，可以让服务对象主动表达，满足服务对象的倾诉欲望；封闭式提问如"您现在是否要喝水？"，可以明确地收集到想要的信息；焦点式提问如"您刚才提到了生日愿望，说说您的愿望吧？"可以进一步澄清服务对象想表达的内容。在沟通中要注意几种提问类型的比例，不同类型的问题要根据服务对象当下的状态进行调整。

### 5. 回应

回应服务对象提问时，可根据服务对象的实际情况，给出建议、鼓励、解释、质疑、反馈等信息。回应时应态度真诚、实事求是，知道多少说多少，不知道或者无法回答，可明确告知服务对象待查阅资料、询问相关人员后再作回复，切勿随意给予服务对象承诺。

### 6. 礼貌用语

与服务对象沟通时，用语表达应亲切、热情、耐心，学会换位思考，尊重服务对象的经历和想法，说话时语速适当放缓，语调柔和适中，便于服务对象听清。对服务对象的称谓，应避免直呼其房号、床号或姓名，可以"姓氏"加"爷爷""奶奶"或"职业"尊称，如"张爷爷""王老师"等。当服务对象在组织语言表达诉求迟缓时，应给予鼓励支持，例如"不着急，很高兴你愿意告诉我你的心里话，我们可以慢慢说"。

### 7. 行动代替话语

探访服务对象时，应妆容素雅，面带微笑，佩戴工作标识，衣着大方得体，不宜过于鲜艳。与服务对象沟通时，注意不要距离服务对象太近或太远，应位于服务对象可以看见或听见的一侧，保持视线与服务对象同高。当服务对象心理、情绪有不良反应时，可适当使用抚触、沉默、目光交流等安抚技巧。当沟通有碍时，可以通过文字、图片、乐器等其他媒介进行信息沟通和情绪传递。

## 三、注意事项

（1）沟通过程中应声明服务对象的个人隐私将受到保护。

（2）除了与服务对象的沟通，还要重视与家属的沟通。

（3）开启沟通话题前要随时观察服务对象，抓住机会交谈。

（4）重要的沟通信息要及时做好记录并反馈至相关责任人。

## 【技能导入】

王爷爷，85岁，原是一名自理老人，半年前查出肺癌晚期，转入安宁病房，生活环境和作息规律较以前发生较大变化。今天早上吃早餐时，王爷爷认为工作人员没有将自己的餐食安排妥当，突然大发雷霆，拒绝进食，拒绝与当班工作人员沟通。

## 【技能分析】

### 一、调查了解事件背景

（1）向膳食人员、护理人员了解王爷爷早上的膳食、护理情况，以及事件发生经过。

（2）向工作人员了解王爷爷的当前情绪、态度及进食情况。

（3）向工作人员了解事发后是否通知家属及后续跟进情况。

### 二、与王爷爷进行面对面沟通

（1）进行真诚的自我介绍，保持温和亲切的态度，降低王爷爷的抵触情绪。

（2）主动倾听王爷爷的感受、情绪和状态并给予理解和回应。

（3）引导其认识有序进食对健康的重要性，征求王爷爷的用餐意见，提出改进计划，缓解不良情绪反应。

## 三、做好沟通内容记录

记录与王爷爷沟通过程中的关键行为、态度、观念，必要时与工作人员、家属进行信息交换。

## 【技能实施】

### 一、操作流程

（1）将当班工作人员带离现场，同时安抚老人情绪。

（2）向老人询问情况，注意倾听他的想法和感受。

（3）用语言向老人表达对他的理解和接纳，再次安抚老人情绪。

（4）向老人提问他对膳食的意见和想法，同时向老人解释机构膳食安排的情况。

（5）同老人协商他所需要的膳食安排，越具体越好，如时间、食物处理方式、温度等。

（6）与老人达成一致的膳食安排意见，进行二次确认以确保老人完全清楚新的安排。

（7）与机构进行沟通，调整老人的膳食安排。

### 二、操作注意事项

（1）注意新安排膳食的合理性与可操作性，不可向老人承诺超出机构服务范畴的服务。

（2）沟通时要注意真诚、耐心。

（3）表达观点时注意使用正向积极的语言。

（4）如有必要，可在事后单独与家属进行沟通，进一步了解老人的生活习惯与要求。

## 【实践思考】

（1）与服务对象沟通时，如果服务对象倾诉欲极强，说话没完没了，你会怎么办？

（2）当面对服务对象因病失语或失聪，沟通困难时，你会怎么办？

## 【技能工单】

| 技能名称 | 沟通技巧训练 | 学时 | | 培训对象 | |
|---|---|---|---|---|---|
| 学生姓名 | | 联系电话 | | 操作成绩 | |
| 操作设备 | | 操作时间 | | 操作地点 | |
| 技能目的 | 1. 熟悉运用积极倾听的技巧。<br>2. 掌握有效提问的方法。<br>3. 运用正向表达的方法。 | | | | |
| 技能实施 | 准备 | 1.<br>2.<br>3. | | | |
| | 操作流程 | 1.<br>2.<br>3.<br>4.<br>5.<br>6.<br>7. | | | |
| | 整理用物 | 1.<br>2. | | | |
| | 自我评价 | | | | |
| 教师评价 | | | | | |

## 【活页笔记】

| 技能名称 | 沟通技巧训练 | 姓名 | | 学号 | |
|---|---|---|---|---|---|
| 实践要求 | 结合技能实施流程，开展实践练习。两人一组模拟操作与王爷爷进行沟通，一人扮演王爷爷，一人扮演工作人员。完成后，进行记录并评价。完成后再交换角色实践练习。 | | | | |
| 实践心得体会 | | | | | |
| 反思与改进 | | | | | |
| 教师评价 | | | | | |

教学视频

# 技能 19
# 维护尊严技术（AN-19）

## 【技能目标】

### 知识目标

（1）生命尊严的意义。

（2）影响尊严感的因素。

### 能力目标

（1）掌握尊严疗法的方法运用。

（2）掌握人文护理的技术使用。

### 素质目标

（1）培养创新力的职业素养。

（2）培养以人为中心的职业精神。

## 【相关知识】

### 一、基本概念

#### 1. 生命尊严

生命尊严这一概念在生命末期的长者照护中至关重要，"失去尊严"是临终患者寻求尽早死亡的最常见原因。尊严体验的降低和损失会让老人感觉生命没有意义，容易失去生存的渴望，在情绪上表现出更沮丧、绝望和焦虑。同时，生命尊严感低的长者与其他长者相比，他们的生活满意度明显偏低，生理疼痛感也更加显著。

#### 2. 生命终末期的尊严影响因素

根据研究，影响服务对象尊严的主要因素涉及三个层面：一是与病症相关因素；二是与维护个体尊严相关因素；三是与社会尊严的相关因素。终末期服务对象尊严模型如图3-19-1 所示。

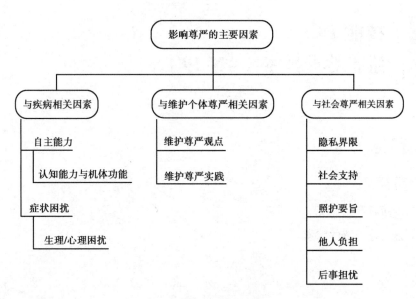

图 3-19-1　影响尊严的主要因素

## 二、工作原则

（1）倾听服务对象的需求，理解服务对象立场。

（2）评估服务对象的生命尊严受损情况。

（3）跟随服务对象与情感，及时核对澄清服务对象的期待。

（4）邀请服务对象家属参与治疗过程，引导家庭资源的分享。

## 三、常用方法

### 1.尊严疗法

尊严疗法是姑息疗法专家哈维教授创立的新型治疗方式，是一种针对临终服务对象的个体化、简短的心理干预方法，目标在于提高服务对象的人生价值感与意义感，降低精神和心理负担，从而提高服务对象生活质量，增强服务对象尊严感。

尊严疗法是一种谈话治疗，它给服务对象一个机会去谈论那些对于他们来说最重要的事情，那些他们想与最亲近的人分享的事。谈话内容将通过录音或其他方法进行记录并在过后由专业人员转换为文字，最终打印出来。服务对象本人可以保留这份文档，服务对象所指定的其他人也可以保留文档。

### 2.人文护理

人文护理是对服务对象实施心理护理的关怀计划，对服务对象进行 24 小时无缝隙的心理关怀服务，帮助服务对象了解住院过程中的各种选项，帮助服务对象及家属作出最佳选择。人文护理强调尊重服务对象的生命尊严，保护服务对象隐私，根据服务对象病情症

状为其提供个性化的服务，将心理关怀落实在住院照护的五个维度中，每个维度有具体的
服务标准，如表 3-19-1 所示。

表 3-19-1　住院照护的五个维度

| 维度一 | 尊重服务对象 |
|---|---|
| 服务标准 | 对服务对象有称呼；<br>关心服务对象家属，与家属打招呼；<br>了解服务对象的文化、社会、家庭情况；<br>不私下议论服务对象；<br>入室应敲门；<br>执行侵入性操作前，要尊重服务对象的知情权与同意权；<br>感谢服务对象对护理的配合。 |
| 维度二 | 创造关怀环境 |
| 服务标准 | 房间设计布局合理，墙壁颜色柔和；<br>房间空气流通；<br>房间环境安静、整洁干净；<br>房间光线柔和，适时允许服务对象自主配置相关物品；<br>工作团队和谐；<br>良好的安保系统。 |
| 维度三 | 维护良好的服务关系 |
| 服务标准 | 工作人员佩戴胸牌、主动向服务对象及家属介绍自己身份；<br>主动问候服务对象，询问服务对象需求；<br>声音轻柔、友善；<br>耐心倾听；<br>对服务对象进行及时的鼓励与肯定；<br>交接班时严格交接服务对象信息，提供 24 小时护理；<br>工作团队及时沟通服务对象情况，及时向服务对象及家属给出反馈；<br>干预和劝导服务对象及家属的不当言行；<br>对于无法解决的问题向服务对象表达歉意，并积极寻找解决方法。 |
| 维度四 | 协助服务对象满足身、心、社需求 |
| 服务标准 | 评估服务对象营养状况，指导服务对象合理饮食或给予特殊饮食护理；<br>根据服务对象情况协助或替代其进行生活护理；<br>每天评估服务对象的活动能力，协助其进行适当的活动；<br>根据服务对象病情进行健康教育；<br>每天与服务对象沟通，掌握服务对象心理动态；<br>及时与服务对象家属沟通，与其共同制订护理方案。 |
| 维度五 | 形成对服务对象需求的敏感性和感应性 |
| 服务标准 | 主动巡视；<br>及时实施各种护理；<br>为服务对象提供个性化护理；<br>及时回应服务对象呼叫；<br>及时向工作团队沟通服务对象病情变化的情况。 |

# 【技能导入】

安奶奶，70岁，卵巢癌IV期，3个月之前进入安宁病房。安奶奶身体状况每况愈下。安奶奶是一位非常注重外表的女士，转入时虽然身体虚弱还是坚持上了淡妆，穿着整齐精致。老伴儿和子女们会不定期带孙子们前来探望安奶奶。近来，安奶奶拒绝家人们的探访，情绪非常不稳定。当工作团队多次与安奶奶沟通后发现，安奶奶已经不能起床，日常生活完全需要护理，她的身体容貌在治疗中也已经完全变形，她觉得自己不再是原来的自己了，她不愿意让家人看见自己现在的样子，但同时，安奶奶又非常想念家人。看到安奶奶如此痛苦，工作团队决定要为安奶奶提供帮助。

# 【技能分析】

## 一、评估安奶奶的心理需求

（1）根据安奶奶目前的情况，她有明显的尊严感受损的体验，由于病症导致的身体机能及外表的变化给服务对象带来了严重的心理干扰。

（2）安奶奶因为没有与家人们见面，内心亦感到非常痛苦和煎熬，情绪状态非常不稳定。

## 二、选择合适的方法进行辅导与干预

在为安奶奶提供人文护理的同时，要积极跟安奶奶及家属沟通，对安奶奶目前的认知能力进行评估，如其认知能力未受到疾病的影响，则可向安奶奶及家人介绍说明尊严疗法。尊严疗法一方面可以帮助安奶奶在生命末期将生命意义感由外在变化向内在生命故事探索，以帮助她重建生命尊严。另一方面，尊严疗法所留下的文档可以帮助家人尤其是孙辈们在日后有机会更深入地了解安奶奶，减少遗憾。

# 【技能实施】

## 一、操作流程

### 1.尊严疗法的操作流程

步骤一：评估确定实施对象。

适合尊严疗法的首要评估因素是服务对象的病情发展情况，病情过于严重，预期生存期不超过两周的服务对象不适合进行尊严疗法。其次，服务对象的认知能力也是评估的重要指标，虽然部分服务对象在临终前都会经历一段认知障碍，但如果认知能力严重受损的话，是无法对其实施尊严疗法的。

步骤二：向服务对象及家属介绍尊严疗法。

向服务对象及家属介绍时要尽可能具体、详尽，不要假设服务对象对自己的预后完全知情，要仔细倾听服务对象自己的描述与表达。

步骤三：回答服务对象及家属的问题。

服务对象与家属对于尊严疗法可能会有疑问和担心，如"这个有没有效果？""我要是不知道说什么怎么办？""如果过程中我的身体恶化了怎么办？"等等。面对这些问题，治疗师要坦诚地回答，有些可能出现的棘手的情况也可以与服务对象及家属沟通讨论对策。

步骤四：向服务对象提供一份尊严疗法的问题提纲。

提纲可以帮助服务对象更清晰地了解治疗过程中的内容，也可以帮助服务对象提前思考该如何回答这些问题。同时，提纲也给服务对象机会提出不同意见，如增加或者修改一些问题等。

步骤五：全面收集服务对象信息，规划访谈内容。

了解服务对象的职业、学历背景、就业状况、婚姻状况、子女基本情况、住处等信息以便规划访谈框架。

步骤六：与服务对象预约尊严疗法会谈的时间。

服务对象同意开展尊严疗法后尽快预约会谈时间，最佳时间是 3 天之内安排会谈。

步骤七：设置尊严疗法会谈的具体安排。

为服务对象安排一个合适的尊严疗法会谈的环境，准备好相关的设备如录音机、笔、纸巾等。

步骤八：开展尊严疗法会谈。

会谈中如使用录音机需要向服务对象说明情况，征求服务对象的同意。服务对象的声音可能因为身体虚弱而比较小，治疗师需要尽可能将录音机放置在离服务对象较近的地方。

步骤九：转录、编辑会谈文本。

会谈过后，治疗师将会谈中所收集到的服务对象口头叙述进行整理、编辑，形成文档。

步骤十：服务对象核对文档。

文档初稿需要返回给服务对象进行确认，工作人员可以读给服务对象听以便进行确认。

步骤十一：定稿并交稿。

在服务对象对文档进行确认后，可将文档打印出来交给服务对象和服务对象指定的接收人，服务对象对文档具有最终决定权。

### 2. 人文护理的操作流程

入院时：病房环境整洁、安静、舒适，医务人员穿着整洁、佩戴胸卡；医护团队主动、及时做好患者入院评估工作；医务人员语言文明亲切，耐心倾听，从患者角度出发，尽可能为患者提供方便与帮助。

住院期间：对于行动不便的患者，医院派人陪送检查与治疗；帮助患者控制疼痛及其他症状，邀请家属参与照护，为患者及家属提供心理支持及指导，减轻其悲痛，增强家人间的关系，提高与增强患者的生存质量；就病情症状与患者及其家属进行及时沟通；合理检查、合理用药；急诊急救，动作迅速，操作规范，动作轻柔，准确适度。

出院时：对患者及其家属进行预期的死亡进程指导，协助家属签署相关文书；陪伴丧亲家属，做好哀伤照护。

## 二、操作注意事项

（1）操作人员要与服务对象使用同一种语言。

（2）及时向服务对象及家属解释后续的步骤与安排。

（3）服务对象具有对服务决策的决定权。

## 【实践思考】

（1）有必要与安奶奶的家人沟通尊严疗法吗？如果有，在沟通中应该注意哪些问题？

（2）安奶奶的老伴儿在尊严疗法会谈时是否需要在现场？为什么？

## 【技能工单】

| 技能名称 | 维护尊严技术 | 学时 | | 培训对象 | |
|---|---|---|---|---|---|
| 学生姓名 | | 联系电话 | | 操作成绩 | |
| 操作设备 | | 操作时间 | | 操作地点 | |
| 技能目的 | 1. 掌握制订尊严疗法会谈大纲的技术。<br>2. 掌握开展尊严疗法会谈的技术。 | | | | |
| 技能实施 | 准备 | 1.<br>2.<br>3. | | | |
| | 操作流程 | 1.<br>2.<br>3.<br>4.<br>5.<br>6.<br>7. | | | |
| | 整理用物 | 1.<br>2. | | | |
| | 自我评价 | | | | |
| 教师评价 | | | | | |

# 【活页笔记】

| 技能名称 | 维护尊严技术 | 姓名 | | 学号 | |
|---|---|---|---|---|---|
| 实践要求 | 结合技能实施流程，开展实践练习。两人一组进行模拟操，一人扮演服务对象安奶奶，一人为工作人员，两人就尊严疗法中拟定会谈大纲进行实践，进行记录并评价。完成后再交换角色实践练习。 | | | | |
| 实践心得体会 | | | | | |
| 反思与改进 | | | | | |
| 教师评价 | | | | | |

教学视频

# 技能 20
# 情绪照护（AN-20）

## 【技能目标】

### 知识目标

（1）了解情绪发生发展的规律。

（2）理解理性情绪治疗法的操作原理。

### 能力目标

（1）掌握放松技术的使用。

（2）掌握理性情绪治疗法的运用。

### 素质目标

（1）培养同理心的职业素养。

（2）培养以人为中心的职业精神。

## 【相关知识】

### 一、基本概念

#### 1. 情绪

情绪是人对外在客观事物的态度体验和相应的行为反应，是以个体的需要、愿望等倾向为中介的一种心理现象。那些符合个体需要和愿望的事物就会引起积极的、肯定的情绪，如高兴、兴奋、惊喜、愉快等，而如果情况相反，就会引起消极的、否定的情绪，如悲伤、愤怒、厌恶、害羞、胆怯等。

#### 2. 情绪反应

情绪反应是指当内在情绪体验产生时个体发生的生理反应与行为反应。生理反应包括心跳加速、血压升高、呼吸频率增加，甚至出现间歇或停顿，血管容积缩小等。行为反应也就是我们常说的表情和动作，表情包括面部表情、姿态表情和语调表情，如高兴时额眉平展、面颊上提、嘴角上翘、语调升高等；动作包括手势、身体姿势等，如痛苦时捶胸顿足，愤怒时摩拳擦掌等。

## 二、工作原则

（1）鼓励并接纳服务对象的情绪反应。

（2）运用倾听、沉默、触摸等沟通技巧回应服务对象的情绪表达。

（3）鼓励家属陪伴，促进家属和服务对象的有效情绪互动与沟通。

## 三、常用方法

### 1. 放松技术

（1）深呼吸。

深呼吸就是胸腹式呼吸联合进行的呼吸，吸入更多的新鲜空气，以供给各脏器所需的氧气，提高或改善脏器功能。深呼吸具体操作步骤如下：

①为服务对象准备一个安静的环境，房间尽可能通风整洁。

②帮助服务对象坐在椅子上，两脚尽可能平放，大腿与地板平行。将服务对象背部扶直，令其手轻轻放在大腿上。服务对象也可以自然平躺在床上或地板上，两臂自然放在身体的两侧，双腿平放，双脚自然分开。

③用指导语如"深深地吸气……慢慢地呼气……""吸……呼……吸……呼……"提醒服务对象通过鼻子缓慢地呼气。注意，呼出时间要比吸入时间长。

④过程中观察服务对象反应，保持节奏舒缓，随时调节服务对象深呼吸的次数与强度，不要强求。

⑤每次 3~5 分钟，每日进行 2~3 次。

（2）想象放松法。

想象放松是最常用的放松技术之一，通过想象某一种让人身心得以放松的情景，使人如身临其境，进而使身心得以放松。

①准备工作。为服务对象选择一个安静的房间，放置一张舒适的椅子或一张床，去掉一切束缚身体的衣物，包括鞋子、首饰等，甚至摘掉隐形眼镜。服务对象可以坐在椅子上，也可以躺在床上，但一定要感觉舒服和放松，并将双眼轻轻地闭上。另外，还可以为服务对象准备一些合适的音乐，在放松训练的过程中，音乐可配合指导语共同使用。

②训练说明。在进行呼吸放松后，请服务对象想象一些优美的风景或自己喜爱的特定情境，如初夏的黎明、宁静的乡村、广阔的草原、柔软的海滩等，也可以由工作者通过指导语将服务对象带入轻松愉快的场景中。注意在引导中节奏要逐渐变慢，配合服务对象的呼吸，尽量用具体生动的细节描述调动服务对象的五官去感觉，也可以把引导语录下来交给服务对象，服务对象可在需要时进行自我放松练习。

③想象放松的常用指导语。

示例一：请想象你静静地俯卧在海滩上，周围没有其他的人；你感觉到了阳光温暖的照射，触到了身下海滩上的沙子，你全身感到无比的舒适；海风轻轻地吹来，带着一点点海的味道，海涛在轻轻地拍打着海岸，有节奏地唱着自己的歌；你静静地躺着，静静地倾听这永恒的波涛声……

示例二：想象自己躺在一片绿色的草地上，软软的，绵绵的，阵阵青草的味道扑面而来。蓝蓝的天空中缓缓飘着几缕薄薄的云，溪水潺潺的声音从远处传来，叫不出名的野花，随着风儿轻轻地摇摆。远处有一群群的绵羊在慢慢地向更远处移动……

### 2. 理性情绪疗法

理性情绪疗法又称为合理情绪疗法或 ABC 理论，是 20 世纪 50 年代由心理学家阿伯特·艾利斯在美国创立，因其采用了行为治疗的一些方法，故又被称为认知行为疗法。生活中，我们常常陷入负面情绪中，却走不出来，比如考试失败后的伤心，生病后感到悲观难过等。传统的观点认为是这些外在发生的客观事件导致了我们陷入负面情绪之中，而艾利斯认为，让我们产生情绪困扰的，其实并不是外界所发生的具体事件，而是我们对于这件事本身的态度和看法。如果要改变影响我们的负面情绪，我们首先要考虑如何改变对该问题的看法和观点。A 代表的是引发事件，B 代表的是信念系统，C 代表的是情绪和行为后果。引发事件往往会引发人的思考，也就是激活了个体的信念系统，而每个人的信念系统中会有很多不合理的观点和想法，这些不合理的观点和想法带来了过分烦躁、过分生气、过分抑郁、过分内疚等情绪后果，同时，负面情绪又可能会使人作出糟糕的行为决定。因此，避免这一切发生的最关键的因素在于改变信念系统，将不合理的观点转化为合理的观点。

理性情绪疗法的运用有四个重要的环节：

（1）观察评估服务对象的过度情绪反应。服务对象往往因为过度的情绪反应而表现出发脾气、不配合治疗、沉默等行为，在对照护服务对象的过程中，一旦观察到以上反应便可以对服务对象的过度情绪反应进行记录与分析，寻找触发服务对象情绪反应的事件。

（2）识别分析服务对象的非理性信念。对行为产生影响的非理性信念一般有三种情况：第一种是灾难性思维方式。这是常见的一种将小灾难夸大成大灾难，将日常普通事件放大为灾难事件的思维方式，常用"万一……那可怎么办？"句式开始。如"万一我跟家人说了我的想法，他们就离我而去不管我了怎么办""万一我吃了这个药，病情不受控制地恶化怎么办？"等等。当服务对象陷入灾难式的思维方式中时，他们会感到沮丧和害怕，感觉一切都会失控，会一直在担心的情绪体验中无法自拔。第二种非理性信念来自绝对化的思维方式。常见的绝对化语言有"我必须……""我应该……""我一定要……"等，如"我一定要马上好起来""我应该照顾家人而不是要家人照顾我"等等。绝对化的思维方式使得服务对象失去自我调节的弹性，认为自己只有达成所认定的"应该的"目标才是唯一的出路，而现实情况往往是复杂多元的，生活中解决问题的方式也并不是唯一的。第三种非理性信念来自否认化的思维方式。否认化的思维方式是指对所发生的事情进行回避式的否认，如"我这个病治不治都无所谓了""我这个肿块不用管它，过几天就会自然消失的""我不是心脏病发作，只是天气热，我有点闷，一会就好了"等等。回避和否认可以短暂帮助服务对象缓解焦虑的情绪，但不是一个长期有效的解决办法，回避的问题仍然存在。

（3）与服务对象的非理性信念进行辩论。当分析出服务对象的非理性信念之后，可以和服务对象进行沟通，帮助服务对象认识到自己信念的不合理之处。如"还有没有其他的可能？""一定是这样吗？""这种情况有没有例外？"通过与服务对象的非理性信念辩论，服务对象可以从绝对化、灾难化、否定化的思维中抽身出来并转换角度重新思考，不再僵化。

（4）帮助服务对象建立合理的替代信念。要帮助服务对象彻底改变，还需要帮助服务对象建立更优的合理信念以替换原有的非理性信念，只有更好的选择出现，当事人才有机会感受行为的改变。建立合理的替代信念是通过将服务对象的绝对化、灾难化、否认化的思维方式进行调整，帮助服务对象从负向的、自我否定的无力感中摆脱出来，从而回归到理性的思维方式中。针对绝对化的信念，可以通过把"我应该""我必须"转换为"我可以""我想要"的替代信念，如"我应该照顾家人而不是被家人照顾"可转换为"我想要像从前一样照顾我的家人""我爱我的家人，希望家人可以生活得好一些"。针对灾难化的信念，可以把"万一……就……"轮换为"还好的是""幸好的是"等更为正向的信念，帮助服务对象转换视角重新审视当前的处境。针对否定化的信念，可以把"我不在乎""不会是这样"的回避态度转换为"也许不一定是这样，但如果是我可以这样做"。

当思维方式发生转换后，服务对象新的情绪感受也会发生改变，逐渐恢复平静，因此，工作人员可以有更多的空间与服务对象讨论他所关注的问题，商量现实可行的解决方法。需要注意的是，理性情绪疗法回应的是服务对象情绪的困扰，作用在于帮助服务对象调节过度的负面情绪。当情绪得以稳定，能够回归到较为理性的状态，服务对象才可能与医疗团队、与家属展开有意义的沟通，共同面对问题，寻找解决问题的有效方法。

# 【技能引入】

王先生，男，65岁，肝癌晚期，1个月之前进入安宁病房。王先生入住后情绪表现非常不稳定，经常会发脾气，他指责家人对自己关心不足，抱怨工作人员照顾不力，并抱怨命运对自己不公平。一天早上，儿子带着小孙女来探望王先生，王先生觉得孙女说话太大声吵到自己休息，在他的训斥下，儿子带着流着眼泪的孙女离开了。看到孩子们离开后，王先生的妻子非常痛苦，不知道该如何面对王先生目前的状况，向照护团队求助。

# 【技能分析】

## 一、评估王先生的心理情绪状态

（1）申请针对王先生的情况与护理团队进行会诊，充分了解服务对象的各项身体指标信息，了解药物反应或生理疼痛对服务对象情绪的影响。

（2）与王先生进行沟通面谈，必要时可结合心理状态评估量表对其心理情绪状态进行评估。

## 二、与王先生的家人沟通，建立信任关系

积极与王先生妻子和儿子进行沟通，了解王先生患病前的性格习惯，同时与家属建立彼此信任的关系，为合作干预打下基础。

## 三、选择运用情绪照护技巧帮助服务对象调节情绪

王先生目前由于无法接受身患癌症的事实，认为自己是"命运的受害者"，这种非理性的认知导致王先生不能更好地接受治疗与照护，也会错失生命最后的宝贵时间与家人相处的机会。现阶段针对王先生的情况，照护团队要运用情绪照护的方法帮助患者稳定情绪，改变非理性的认知，提高患者的生命质量。

# 【技能实施】

## 一、操作流程

步骤一：观察记录王先生的过度情绪反应。

当王先生出现情绪失控或不配合照护时，可以将他的负面情绪和行为反应记录下来，在填写记录表时，尽可能清楚具体（表3-20-1）。如某月某日，服务对象表现出焦躁易怒，不肯配合服药，并且在病房与妻子发生争执。通过了解，发现在此之前家人跟服务对象谈过暂时无法回家的问题，服务对象一直要求回家休养，但服务对象情况不稳定无法回家护理。

表 3-20-1　情绪失控记录表

| 日期 | 过度的负面情绪反应或失当行为 | 发生在这些感受和行为之前的事件 |
| --- | --- | --- |
|  |  |  |
|  |  |  |
|  |  |  |

步骤二：识别王先生的非理性的信念和认知。

在情绪失控记录表中找到王先生多次出现的失控的情境，分析王先生是否存在有绝对化、灾难化或自我否定的非理性信念和认知，运用下表记录下来（表3-20-2）。

表 3-20-2　非理性信念记录表

| 失当的感受和行为 | 导致失当感受和行为的非理性信念 |
| --- | --- |
| 如：愤怒，与家人争吵 | 如：我应该得到家人的理解和重视，他们不同意我的想法一定是不想管我了 |
|  |  |
|  |  |
|  |  |

步骤三：与王先生的非理性信念进行辩论。

当分析出非理性信念之后，可以和服务对象进行沟通，帮助他认识到自己信念的不合理之处。如"还有没有其他的可能？""一定是这样吗？""这种情况有没有例外？"通过与服务对象的非理性信念辩论，服务对象可以从绝对化、灾难化、否定化的思维中抽身出来转换角度重新思考。

步骤四：帮助王先生建立合理的替代信念。

帮助王先生建立合理的信念以替换现有的不合理的、非理性的认知，才能真正地帮助他摆脱负面的情绪体验和失控的行为反应。在与王先生的非理性认知进行辩论之后，必须要帮助服务对象建立合理的替代信念（表3-20-3）。

表3-20-3　建立合理替代信念记录表

| 导致失当感受和行为的非理性信念 | 由此产生的情绪感受 | 更优地合理替代信念 | 产生新的情绪感受 |
|---|---|---|---|
| 如：我应该得到家人的理解和重视，他们不同意我的想法一定是不想管我了 | 如：无力感、失望、焦虑、愤怒 | 如：家人虽然不同意我的想法，但也是为我考虑 | 如：感受到家人的关爱 |
| | | | |
| | | | |

## 二、注意事项

（1）在与服务对象的非理性信念进行辩论时要考虑到服务对象的感受，要在接纳、倾听、关怀的基础上与之讨论。

（2）辩论的对象是非理性的信念而非服务对象，可参考"对事不对人"的原则。

（3）提供安宁、隐私的环境，减少外界对情绪的影响。

# 【实践思考】

（1）王先生可能面临的心理问题有哪些？

（2）在对王先生进行心理情绪照护的相关工作时，你认为需要重点关注哪些问题？

# 【技能工单】

| 技能名称 | 情绪照护 | 学时 | | 培训对象 | |
|---|---|---|---|---|---|
| 学生姓名 | | 联系电话 | | 操作成绩 | |
| 操作设备 | | 操作时间 | | 操作地点 | |
| 技能目的 | 1.掌握放松技术的使用。<br>2.掌握理性情绪治疗法的运用。 | | | | |
| 技能实施 | 准备 | 1.<br>2.<br>3. | | | |
| | 操作流程 | 1.<br>2.<br>3.<br>4.<br>5.<br>6.<br>7. | | | |
| | 整理用物 | 1.<br>2. | | | |
| | 自我评价 | | | | |
| 教师评价 | | | | | |

## 【活页笔记】

| 技能名称 | 情绪照护 | 姓名 | | 学号 | |
|---|---|---|---|---|---|
| 实践要求 | 结合技能实施流程，开展实践练习。两人一组进行模拟操作，一人扮演服务对象王先生，一人扮演工作人员，两人根据理性情绪疗法步骤进行实践，进行记录并评价。完成后再交换角色实践练习。 | | | | |
| 实践心得体会 | | | | | |
| 反思与改进 | | | | | |
| 教师评价 | | | | | |

# 技能 21
# 个案管理（AN-21）

## 【技能目标】

### 知识目标

（1）理解个案管理的服务对象的问题是多元、复杂的，而非单一问题。

（2）掌握个案管理的工作流程及常用方法。

### 能力目标

（1）能够通过个案管理的专业方法深入、全面地评估服务对象的问题和需求。

（2）能够整合资源、协调团队并为服务对象制订服务计划并提供综合性服务。

（3）能够关心服务对象及相关第三方的需求和感受并鼓励其充分表达。

### 素质目标

（1）培养团队合作意识，与各工种从业人员共同提供助人活动。

（2）在工作中能够以优势视角为取向。

## 【相关知识】

### 一、基本概念

个案管理，又称"服务协调""照顾协调"，是一种以患者的需求为中心，集评估、计划、服务、监测、协调及评价等过程于一体的新型照护模式。个案管理强调多学科的资源整合、相互合作，充分运用医疗、护理、社工、心理、营养等工作经验，使患者获得一种连续、整体的综合照护服务。

### 二、常用方法

#### 1. 接案评估

服务开展前，对患者的基本情况进行综合评估，全面掌握患者生命终末期的身体、精神、能力、社交各方面情况，为是否将患者纳为安宁疗护对象提供依据（表 3-21-1）。

表 3-21-1　安宁疗护服务申请与预估表

| 服务对象姓名 | | 性别 | | |
|---|---|---|---|---|
| 出生日期 | | 房间 / 床位号 | | |
| 宗教信仰 | | 护理等级 | | |
| 婚姻状况 | □未婚　　□已婚　　□离异　　□丧偶 | | | |
| 接案渠道 | □主动申请　□医院转介　□休养区转介<br>□社工发现　□家属申请　□其他 | | | |
| 主要联系人 | 姓名 | 关系 | | 联系方式 |
| | | | | |
| 诊断结果 | | | 医师签名:<br>　年　月　日 | |
| 诊疗计划 | | | 医师签名:<br>　年　月　日 | |
| 患者本人是否<br>知晓病情 | □是　　　　　　□否 | | | |
| 综合评估 | | | | |
| 感知觉评价 | 听觉 | | | |
| | 视觉 | | | |
| | 触觉 | | | |
| | 其他 | | | |
| 能力评价 | 行动 | | | |
| | 能力 | | | |
| | 语言 | | | |
| | 其他 | | | |
| 身体机能评价 | 皮肤 | | | |
| | 呼吸 | | | |
| | 排便 | | | |
| | 吞咽 | | | |
| | 其他 | | | |
| 社会心理及精神健康<br>状况评价(文字描述) | 认知 | | | |
| | 情绪 | | | |
| | 行为 | | | |
| | 社会交往 | | | |
| | 家庭关系 | | | |

| | | |
|---|---|---|
| 风险等级评估 | □A 严重 | 患者身体机能急剧衰竭,随时可能离世;或存在自杀、自残等危及生命的风险行为 |
| | □B 较严重 | 患者身体机能趋于衰竭,有间歇性抑郁、焦躁等不良情绪 |
| | □C 一般 | 患者身体虚弱,身体机能小幅波动、相对稳定,情绪相对平稳、无异常行为 |
| 特殊情况说明 | (对表内未涉及的风险点和重要事项进行说明) | |

## 2. 制订计划

在完成评估后,医护团队要考虑组建跨学科的工作团队,对服务目标及主要内容达成共识,根据患者不同层面的问题及需求细化服务内容(表 3-21-2)。

表 3-21-2  安宁疗护服务计划表

| 服务对象 | | 责任社工 | |
|---|---|---|---|
| 责任医生 | | 责任护士 | |
| 责任护理员 | | 责任营养师 | |
| 服务目标 | | | |
| 服务板块 | 具体问题 | 服务策略 | 预期结果 |
| 医疗服务 | | | |
| 护理服务 | | | |
| 社工服务 | | | |
| 膳食服务 | | | |
| 志愿服务 | | | |

## 3. 服务记录

医护团队根据岗位职责和服务计划，为患者提供相应的服务内容并作好记录（表3-21-3）。

表3-21-3　安宁疗护服务记录表

| 服务对象 | | 服务时间 | |
|---|---|---|---|
| 服务提供者 | | 服务地点 | |
| 服务类别 | □ 医疗服务　　□ 风险干预　　□ 护理服务<br>□ 营养支持　　□ 心理支持　　□ 社会支持<br>□ 灵性关怀　　□ 志愿服务　　□ 家属联系<br>□ 善后服务　　□ 其他服务 | | |
| 服务综述 | | | |
| 服务反思 | | | |
| 跟进计划 | | | |

## 4. 结案评估

在结束与患者的服务关系后，对整体服务进行总结评估。评估主要包括目标实现程度、过程评价、督导评价三个维度。通过对服务进行总结评估，可以帮助工作团队从不同职业角度和服务层面发现工作成效、总结工作方法，相较于一般个案结案，个案管理结案评估更侧重评估正式和非正式资源是否高度整合、合理分配，照护服务网络的作用发挥是否持续、健全（表3-21-4）。

表3-21-4　安宁疗护结案评估表

| 服务对象 | | 服务时间 | |
|---|---|---|---|
| 服务团队 | | 服务次数 | |
| 结案原因 | □ 服务对象离世<br>□ 服务对象离院<br>□ 团队综合评估认为不适宜继续开展服务<br>请注明原因：<br>□ 服务对象或重要他人不愿继续接受服务<br>请注明原因：<br>□ 其他原因<br>请注明原因： | | |

| 目标达成情况 | □ 完全达成<br>□ 基本达成<br>□ 与预期目标稍有差距<br>□ 与预期目标有较大差距<br>□ 未能达成 |
|---|---|
| 结案综述 | |
| 督导意见 | |

### 三、注意事项

（1）采用个案管理方式服务时，应在跨专业合作团队中明确一个工种担任个案管理师，统筹协调各种资源。

（2）评估、计划、服务等各个环节应召集服务团队共同商议，达成一致意见。

（3）服务团队应定期召开个案管理推进会，综合交流患者情况，保障各方信息传递及时有效。

## 【技能导入】

李奶奶，88岁，肺部感染，高血压，冠心病，脑卒中后遗症。感知觉中度障碍，下肢行动能力丧失，皮肤发红发痒，精神状态差、无法自主进食，已知晓病情，易哭易怒。经医生诊断，建议纳入临终关怀服务对象，随后社工主动告知家属养老机构此项服务，并得到家属认可，表示希望母亲在生命的最后一程接受临终关怀服务，安详辞世。

## 【技能分析】

### 一、对李奶奶进行接案评估

向李奶奶的家属、照护人员以及主治医生等多方了解老人情况，完成《安宁疗护服务申请与预估表》，建立个案管理基础档案。

### 二、组建工作团队，制订服务计划

（1）组建工作团队，召开个案管理启动会，社工通报李奶奶的评估情况，团队成员分别提出医疗、护理、社工、营养等各方面的服务意见并整理汇总如表 3-21-5 所示。

表 3-21-5　安宁疗护服务计划表(示例)

| 服务板块 | 具体问题 | 服务策略 | 预期结果 |
|---|---|---|---|
| 医疗服务 | 1. 肺部感染;<br>2. 高血压;<br>3. 冠心病;<br>4. 脑卒中后遗症。 | 1. 护理常规,吸氧,心电监护;<br>2. 完善各项检查;<br>3. 抗炎,对症支持。 | 减少不必要的创伤性治疗,控制各种不适症状和并发症,缓解疼痛。 |
| 护理服务 | 1. 营养不良;<br>2. 皮肤完整性受损。 | 1. 老人无自主进食意识,留置胃管,注意管道护理及固定;<br>2. 老人现长期处于卧床状态,压疮风险较高,定时督促翻身护理;<br>3. 配合医生护士做好基础护理服务工作。 | 使老人得到舒适、人性化的护理服务,避免皮肤破损恶化。 |
| 社工服务 | 1. 情绪不稳定;<br>2. 有获得情感支持和精神陪伴的需求。 | 1. 每周一次探访陪伴;<br>2. 经常性地与家属沟通,交流老人的生活现状、未了心愿等;<br>3. 通过网络手段促进常态化防疫期间亲情联系;<br>4. 与防控办做好对接,在紧急特殊情况下,给家属探访提供支持;<br>5. 做好家属的情绪疏导和哀伤辅导等工作。 | 给予老人及家属心理和情绪上的支持;化解防疫期间的机构管理和亲情探视之间的矛盾冲突;帮助老人实现未了心愿,减少遗憾;帮助老人家属释放情绪。 |
| 膳食服务 | 无具体需求。 | 按相关护理等级膳食要求执行。 | — |
| 志愿服务 | — | | |

(2)主动与李奶奶的家属沟通,家院双方对《安宁疗护服务计划表》中的内容达成共识。

## 三、实施服务计划,定期沟通协调

个案管理师牵头整合服务资源,推动服务计划实施,分角色填写《安宁疗护服务记录表》,并建立起服务团队的定期沟通联络、评估监督机制,确保李奶奶获得相关服务和资源的连续性。

## 四、结案评估,对服务进行评价分析

一旦结束与李奶奶的服务关系,应及时填写《安宁疗护结案评估表》,对服务经验进行总结反思,为今后的服务规范制订提供经验借鉴。

## 【技能实施】

### 一、操作流程

（1）发现潜在服务对象，通过医护人员、社工对其身心状况进行预估，判断是否满足个案管理服务条件。

（2）通过面谈、电话沟通等方式与服务对象及相关第三方介绍服务内容，并达成一致服务意向。

（3）组建跨专业工作团队，准备各项工作记录表，建立线上线下信息沟通渠道，评估服务对象问题及需求并制订个性化服务方案。

（4）组织跨专业工作团队实施服务计划，结合服务对象身心状况，把握好服务频次和每次服务时长，并在实施过程中作好各项服务记录，适时调整服务计划和周期。

（5）根据服务对象的身心状况变化，做好结案或转介工作，并组织工作团队做好经验总结和服务反思。

### 二、操作注意事项

（1）在服务过程中应加强对服务对象的评估和观察，防范意外情况。

（2）对发现有自伤、自残等倾向的服务对象应优先进行危机干预。

（3）服务过程中应加强落实团队沟通、亲属沟通机制，定期评估服务对象的状态及病情变化。

## 【实践思考】

（1）安宁疗护中个案管理的优势和局限性分别有哪些？

（2）个案管理的患者面临的问题和需求往往不止一种，应该从哪些方面去考虑服务协调和提供的先后顺序？

## 【技能工单】

| 技能名称 | 个案管理 | 学时 | | 培训对象 | |
|---|---|---|---|---|---|
| 学生姓名 | | 联系电话 | | 操作成绩 | |
| 操作设备 | | 操作时间 | | 操作地点 | |
| 技能目的 | 1. 掌握个案管理的工作流程及常用方法。<br>2. 能够通过个案管理的专业方法深入、全面地评估服务对象的问题和需求。<br>3. 培养团队合作意识，与各工种从业人员共同提供助人活动。<br>4. 在工作中能够以优势视角为取向。 | | | | |
| 技能实施 | 准备 | 1.<br>2.<br>3. | | | |
| | 操作流程 | 1.<br>2.<br>3.<br>4.<br>5.<br>6.<br>7. | | | |
| | 整理用物 | 1.<br>2. | | | |
| | 自我评价 | | | | |
| 教师评价 | | | | | |

| 技能名称 | 个案管理 | 姓名 | | 学号 | |
|---|---|---|---|---|---|
| 实践要求 | 结合技能实施流程，开展实践练习。五人一组模拟操作，一人扮演服务对象，一人扮演家属，三人扮演工作人员（社工、医生、护工）。完成个案管理全程模拟后，进行记录并评价。完成后再交换角色模拟操作。 | | | | |
| 实践心得体会 | | | | | |
| 反思与改进 | | | | | |
| 教师评价 | | | | | |

教学视频

# 技能 22
# 家庭会议（AN-22）

## 【技能目标】

### 知识目标

（1）了解家庭会议技术的背景与意义。

（2）掌握家庭会议的操作原理。

### 能力目标

（1）掌握组织家庭会议技术的使用。

（2）掌握带领家庭会议技术的运用。

### 素质目标

（1）培养协同创新的职业素养。

（2）培养关爱真诚的职业精神。

## 【相关知识】

### 一、基本概念

家庭会议是工作人员向服务对象和家属传递服务对象疾病相关信息，评估服务对象和家属的需求，给予情感支持，讨论照护目标和照护策略并达成共识的有效方法，也是安宁照护中的一种常见的团体辅导的工作方法。家庭会议可以搭建一个开放平等的沟通平台，打通服务对象、家属及工作团队深度的沟通渠道，讨论可行的治疗方案、制订照护目标，鼓励服务对象和家属积极参与决策过程。同时，家庭会议中还可以引导服务对象及家属分享对病情的感受、澄清医患沟通中的误解，有利于提高临终服务对象及家属接受安宁照护的质量，减轻其生理、精神负担。

### 二、常用方法

#### 1. 家庭会议的设置

时间：家庭会议时长通常在 2 个小时以内为宜。

参会人员：主管医生、护士、社工、服务对象、家属、物理治疗师等其他医疗团队成员。

会议场地：安静、独立的房间，房间内需要准备足够多可移动的座椅。

物品准备：与讨论事项相关的资料、宣传手册。

### 2. 家庭会议议事清单

在确定会议目标后，会议主持人需要围绕目标列出家庭会议议事清单，以便使家庭会议顺利进行。下列清单是在安宁照护家庭会议中可能涉及到的讨论议题，在实际的会议中，工作团队需要根据服务对象及家属的具体情况对清单进行相应的调整（表 3-22-1）。

表 3-22-1　家庭会议议事清单

| |
| --- |
| 讨论最新的诊断报告：<br>医疗团队解读诊断报告；<br>服务对象分享对于疾病的担心、害怕、悲伤等感受；<br>家属分享对于照顾服务对象的担心、困扰、压力等感受。 |
| 服务对象日常照护的需要：<br>家属需要花多少时间陪伴服务对象；<br>服务对象是需要居家照护还是住院照护；<br>哪些人可以协助提供日常照护，是否需要雇用护工。 |
| 照护费用的处理：<br>照护大约需要花费多少钱；<br>家庭可以支付多少；<br>获得费用资助的途径。 |
| 服务对象的日常生活习惯：<br>服务对象目前的进食范围、进食时间及进食方式；<br>服务对象的衣物换洗问题；<br>服务对象的通讯、阅读、音乐等其他习惯。 |
| 服务对象管理的相关问题：<br>确定家庭中主要的服务对象负责人；<br>明确家庭成员各自愿意承担的照顾角色及照顾内容。 |

# 【技能导入】

王阿姨，69 岁，居住于养老机构，肾癌晚期，长期卧床、失语、意识不清。育有 1 子，已婚已育，还有若干同辈兄弟姐妹，家里人总担心机构护理人员照顾不周，每天轮流来院看护，十分关心王阿姨的病情动态，其子自述每见母亲承受病痛折磨便夜不能寐，希望医生能够用药缓解母亲的痛苦，其兄自述妹妹的病情发展太快，让一家人都陷入了悲痛及压抑情绪。

# 【技能分析】

## 一、家庭面临的主要问题

（1）服务对象家属的情绪问题：心理上悲伤、抑郁，出现睡眠障碍。

（2）服务对象的照护问题：对机构的照护工作不信任。

（3）服务对象的医疗问题：对是否可以用药缓解服务对象疼痛不了解。

## 二、制订家庭会议方案

针对服务对象家庭面临的一系列问题，组织召开家庭会议，邀请医生、护士、护工、社工以及服务对象的儿子、核心家属共同参与。

## 三、家庭会议的主要内容

（1）护患双方成员相互认识，了解服务对象家属的主要问题和需求。

（2）双方交流关于服务对象的病情发展、诊疗计划、护理计划、心理照护计划等相关信息。

（3）医生就使用药物缓解疼痛给出具体方案并征求服务对象家属意见，护士、护工就服务对象的护理服务需求与服务对象家属进一步交流想法。

（4）工作团队回应并照顾服务对象家属的心理情感需求。

# 【技能实施】

## 一、操作流程

操作流程如图 3-22-1 所示。

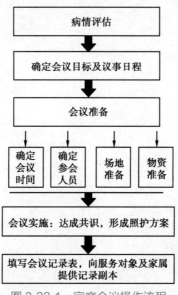

图 3-22-1　家庭会议操作流程

## 二、注意事项

（1）带领者要尊重每一位成员的意见，允许所有的参会成员发言。

（2）带领者要保持价值中立，不可干涉家庭决议。

## 【实践思考】

（1）服务对象本人出席家庭会议有哪些优势和劣势？

（2）照护人员参与家庭会议的最大意义是什么？

## 【技能工单】

| 技能名称 | 家庭会议 | 学时 | | 培训对象 | |
|---|---|---|---|---|---|
| 学生姓名 | | 联系电话 | | 操作成绩 | |
| 操作设备 | | 操作时间 | | 操作地点 | |
| 技能目的 | 1. 掌握组织家庭会议技术的使用。<br>2. 掌握带领家庭会议技术的运用。 | | | | |
| 技能实施 | 准备 | 1.<br>2.<br>3. | | | |
| | 操作流程 | 1.<br>2.<br>3.<br>4.<br>5.<br>6.<br>7. | | | |
| | 整理用物 | 1.<br>2. | | | |
| | 自我评价 | | | | |
| 教师评价 | | | | | |

## 【活页笔记】

| 技能名称 | 家庭会议 | 姓名 | | 学号 | |
|---|---|---|---|---|---|
| 实践要求 | 结合技能实施流程，开展实践练习。五人一组进行模拟，一人扮演王阿姨，三人扮演王阿姨家人，一人扮演工作人员，每组按照家庭会议步骤进行实践，进行记录并评价。完成后再交换角色模拟操作。 | | | | |
| 实践心得体会 | | | | | |
| 反思与改进 | | | | | |
| 教师评价 | | | | | |

# 技能 23
## 哀伤照护（AN-23）

## 【技能目标】

### 知识目标

（1）了解哀伤照护的目的。

（2）了解哀伤照护的类型。

（3）理解哀伤照护的主要技能。

### 能力目标

（1）掌握哀伤照护的一般过程。

（2）掌握哀伤照护的常用方法。

### 素质目标

（1）培养同理的职业素养。

（2）培养责任感的职业精神。

## 【相关知识】

### 一、基本概念

#### 1. 哀伤照护

哀伤照护是指工作团队给予有效的干预措施帮助服务对象家属调整心态、顺利度过其哀伤的周期、帮助家属尽早回归正常的生活。当亲人病情恶化进入临终阶段，即将面临死亡之时，家属由于不能接受亲人即将离去、恐惧死亡、过度劳累、昂贵的医疗费用等原因，承受了极大的经济压力和心理压力。受传统文化的影响，我国大多数人对死亡都是采取回避的态度，一般不会有人主动提及或谈论关于死亡的话题，但对于家属来说，接受服务对象的死亡并经历悲伤的痛苦是重新开启正常生活的必要过程。

#### 2. 哀伤的五个阶段

哀伤的五个阶段包括：

（1）否认期：拒绝承认亲人已经离世，回避谈论逝者相关话题。

（2）愤怒期：对逝者或自己感到愤怒，自责内疚，掩盖悲伤。

（3）讨价还价期：开始面对亲人的离世，竭尽全力减少自己的痛苦。

（4）抑郁期：感到绝望、无助、空虚，对生活失去兴趣。

（5）接受期：重新调整自己的生活，接受亲人的离世。

### 3. 哀伤的四项技能

丧亲者需要经历一定的时间才能逐渐恢复到正常的生活状态，完整的哀伤过程要完成四项技能：

（1）接受丧失的事实，承认事情已经发生，逝者不会再回来。

（2）经历必要的悲伤。

（3）重新适应逝者不在的新环境。

（4）重新投入新的生活。

请注意，哀伤的过程并不是一条单行线，而是会反复变化的，同时，每个人的哀伤反应也各有不同。

### 4. 复杂型哀伤

复杂型哀伤又称延长哀伤障碍，是一个近年来才被确立的精神疾病。复杂型哀伤表现为持续而严重的哀伤症状，例如麻木，失去生活的意义，以及对逝者超乎寻常的怀念之情。这些哀伤症状至少持续 6 个月，并且已经到了干扰当事人正常生活和工作功能的地步。目前国际上对于复杂哀伤障碍的诊断标准尚未达成共识，但是国际疾病分类第十一次修订本（ICD-11）已将其确立为一种新的疾病。《精神疾病诊断与统计手册》（DSM-V）对复杂型哀伤的诊断标准：①对逝者有非常强烈的怀念感，影响正常生活；②因丧失造成强烈情绪体验；③易激惹、高度唤醒或麻木；④处于孤立，不能正常行使社交功能；⑤哀伤失能，严重到自伤和自杀。

## 二、常用方法

### 1. 哀伤照护的一般过程

哀伤照护的一般过程：

（1）了解并评估丧亲者的哀伤史，收集丧亲者过往应对丧亲的反应与体验。

（2）鼓励表达与回忆。

（3）倾听与陪伴。

（4）帮助丧亲者表达、处理自己的复杂情感。

（5）帮助丧亲者面对、认识与接受亲人离世的事实。

## 2. 叙事治疗

叙事治疗是通过倾听当事人讲述自己的生命故事，澄清当事人是如何为自己的故事赋予意义的，并且引导当事人通过语言重新构建一个有正向意义的生命故事，唤起来访者内在力量，建构积极的生活态度。

叙事治疗的步骤：

（1）故事诉说。因为亲人的离世，当事人情绪低落、哀伤、绝望，当事人会在哭泣与沉默不语之间摇摆，情绪变化大。工作者主要承担的角色是倾听者与陪伴者，对当事人充分地表达共情与理解，在建立互相信任的关系后，工作者可寻找合适的话题，引导其讲述自己与离世亲人之间的故事。

（2）问题外化。叙事治疗的核心技术是问题外化，问题外化是指帮助当事人将"人"与"问题"分开，让当事人从困境中抽离出来，以较为放松的心态和方式去处理看起来非常严重的问题，减少自我对抗的压力，增进自我接纳。如当事人无法接受亲人的离世，感到非常痛苦，可以请当事人与自己的痛苦对话，把"痛苦"以拟人化的方式抽离出来就是问题外化。

（3）建构新的故事。工作人员在故事诉说和问题外化过程中挖掘和寻找当事人的积极理论与正向力量，并以此为主轴重新构建编排当事人的故事，帮助当事人以全新的视角审视和看待自己。如当事人对亲人离世感到内疚自责，每每想到亲人临终之前所受的痛苦并无法原谅自己。新的故事就有可能是以当事人在照顾亲人过程中表现出来的勇敢、坚强为主轴，以新的视角重新讲述的故事，帮助当事人在痛苦中仍然能体会到自己的力量，从而调动其内在的自愈力。

## 3. 空椅子技术

空椅子技术是完形心理学派的一种整合身心技术，空椅子技术需要两把相对放置的椅子，通常是由服务对象扮演两个不同的角色，两把椅子分别代表两个角色，服务对象将轮流坐在其中一把椅子上与对面角色对话。空椅子技术包括：倾诉宣泄式、自我对话式、"他人"对话式三种形式。哀伤辅导中经常运用的空椅子技术有"倾诉宣泄式"和"自我对话式"。

倾诉宣泄式是当事人把自己想对某人说却没机会或没来得及说的话表达出来，从而使内心趋向平和的方式。如亲人已经去世或者由于某种原因离开，当事人因他们的离去而悲伤、痛苦，却无法找到合适的途径进行宣泄排遣。该技术通过让当事人向空椅子进行倾诉，表达当事人对空椅子所代表人物的情感，从而使其强烈的情感得以舒缓，获得解脱。

自我对话式是当事人把内在矛盾的两个部分外化出来，如"自责内疚的自己"与"想要恢复正常生活的我"，当事人借由外化的椅子进行自我对话，把自我内在的冲突和矛盾充分表达出来，从而得以有机会更深入地了解自己的内在想法与渴望。

### 三、注意事项

（1）帮助家属为服务对象的死亡作准备，尊重逝者和家属的习俗，允许家属参与遗体处理过程，满足家属的需求。

（2）陪伴、倾听，鼓励家属充分表达悲伤。

（3）协助家属举办悼念仪式，帮助丧亲者与逝者真正告别。

（4）鼓励家属参与社会活动，顺利度过悲伤期，开始新的生活。

（5）对家属提供多种形式的随访服务，表达对居丧者的慰问和关怀。

（6）充分发挥志愿者团体及其他社会支持团体的作用。

## 【技能导入】

张女士幼时母亲去世，与父亲相依为命，父女感情深厚。一年前，75岁的父亲被诊断为胰腺癌晚期，两个月前父亲主动要求转入安宁病房，张女士虽然不同意但最终选择尊重父亲的意愿同意进行临终照护。1个月后父亲病情恶化，父亲提出要回家，但张女士认为在医院治疗还有一线希望，不同意将父亲接回家中。不久，父亲在医院去世，张女士终日以泪洗面，悲痛欲绝，出现食欲缺乏、失眠等问题，持续两个月不能缓解。家人十分着急，希望医院能够帮张女士从悲伤情绪中走出来。

## 【技能分析】

### 一、评估张女士的哀伤状态与阶段

（1）收集了解张女士的哀伤史及具体身心表现。

（2）根据所收集的信息对张女士目前的哀伤阶段作出判断。

### 二、与张女士及其家人建立信任关系

在评估工作开展前积极与张女士及家人进行沟通，解释哀伤辅导的意义与内涵，就可能采用的方法技术与张女士及家人进行沟通，达成一致。

### 三、选择合适的方法进行辅导与干预

张女士与父亲生前关系非常深厚，无法接受父亲重病的事实，因此无法放弃父亲痊愈的希望。但父亲去世后，张女士一方面为父亲的离世感到痛苦，另一方面也为自己没有尊重父亲生前的意愿而自责。张女士目前处于哀伤的愤怒期，对自己无法原谅。针对张女士的情况，帮助她宣泄内心的痛苦冲突非常有必要，因此可以考虑运用"空椅子技术"对其进行干预。

## 【技能实施】

### 一、操作流程

（1）确定时间、地点，准备好椅子、纸巾等。

（2）实施干预，引导张女士与"空椅子"进行对话，将自己想要对父亲说的话一一表述出来。

（3）请张女士想象自己以父亲的身份坐在"空椅子"上，在听完女儿的痛苦后会如何回应，鼓励张女士把想法说出来。

（4）结束张女士与椅子的对话，询问她的感受和体验，与张女士核对痛苦减轻的程度。如果张女士认为有必要再进行一次干预，可以与其约定下一次的时间和地点。

### 二、注意事项

（1）带领者在整个过程中要保持接纳与尊重。

（2）结束后要为服务对象的干预效果进行评估。

## 【实践思考】

（1）如果丧亲者拒绝与人谈论沟通亲人离世的相关问题，拒不办理相关手续，作为院方工作人员，你会如何处理？

（2）在所有的哀伤辅导的技术中，你认为最重要的是哪一个技术，说一说你的理由。

# 【技能工单】

| 技能名称 | 哀伤照护 | 学时 | | 培训对象 | |
|---|---|---|---|---|---|
| 学生姓名 | | 联系电话 | | 操作成绩 | |
| 操作设备 | | 操作时间 | | 操作地点 | |
| 技能目的 | 1. 掌握哀伤照护的一般过程。<br>2. 掌握哀伤照护的常用方法。 | | | | |
| 技能实施 | 准备 | 1.<br>2.<br>3. | | | |
| | 操作流程 | 1.<br>2.<br>3.<br>4.<br>5.<br>6.<br>7. | | | |
| | 整理用物 | 1.<br>2. | | | |
| | 自我评价 | | | | |
| 教师评价 | | | | | |

# 【活页笔记】

| 技能名称 | 哀伤照护 | 姓名 | | 学号 | |
|---|---|---|---|---|---|
| 实践要求 | 结合技能实施流程，开展实践练习。二人一组进行模拟，一人扮演服务对象张女士，一人扮演工作人员，两人根据张女士目前的困境与问题使用"空椅子技术"进行练习，完成一轮后交换角色开展第二轮练习。练习完成后记录、评价。 | | | | |
| 实践心得体会 | | | | | |
| 反思与改进 | | | | | |
| 教师评价 | | | | | |

教学视频

# 技能 24
# 意义治疗（AN-24）

## 【技能目标】

### 知识目标

（1）了解意义治疗的意义。

（2）掌握意义治疗的操作原理。

### 能力目标

（1）掌握意义治疗常用方法的使用。

（2）掌握意义治疗的操作流程。

### 素质目标

（1）培养协同创新的职业素养。

（2）培养关爱真诚的职业精神。

## 【相关知识】

### 一、基本概念

生命终末期服务对象在面对疾病带来的生理上的不适的同时，心理还要承受与之而来的对身体的被剥夺感以及对生命的无意义感，从而产生一系列复杂的心理活动。意义疗护的目的是帮助服务对象寻找并发现生命的价值和意义，改善服务对象对死亡的恐惧感和抑郁感，从心理层面上提高生命终末期服务对象的生活质量。

#### 1. 生命价值

生命是人最基本的价值，生命是个体创造价值和实现自身价值的前提。在死亡面前，人更能够充分认识和领悟到生存的价值，更加珍惜生命。

#### 2. 自我价值

自我价值是指个体在日常生活和社会活动中，自我对社会作出的贡献，而后社会和他人对作为人的存在的一种关系肯定。包括人的尊严和保证人的尊严的物质精神条件。

### 3. 社会价值

社会价值是指个体通过自身的自我实践活动发现的、创造社会或他人物质或精神的发展规律及内在矛盾的贡献。个人的社会价值既有物质价值，也有精神价值。

## 二、常用方法

### 1. 生命纪念册

通过"人生回顾"方法和服务对象一起梳理过往生活经历，从以前的成长经历、工作成绩、克服的困难、幸福的时刻、对家庭的付出、对社会的贡献等方面，引导服务对象认可过往的生命历程，肯定自身的价值和意义（表3-24-1）。

表 3-24-1　生命纪念册的主要框架及内容要求

| 框架结构 | 内容要求 |
| --- | --- |
| 标题 | 1. 宜温馨、切题。<br>2. 标题形式：①单标题，如《××人生回忆录》《忆我在农科院的40年》；②双标题，如《峥嵘岁月——我在××的军旅生涯》。 |
| 开篇 | 1. 服务对象个人背景、基本情况综述。<br>2. 亲友及工作人员寄语。<br>3. 交代写作缘由或触发事件。 |
| 正文 | 1. 叙事人称：①第一人称：适宜于服务对象自述其人生故事；②第三人称：适宜于服务对象亲友叙述其人生故事。<br>2. 叙事方式：①时间维度：以服务对象的生命时间先后划分叙事内容；②空间维度：以服务对象所处的不同空间划分叙事内容；③角色维度：以服务对象所扮演的不同社会角色划分叙事内容；④事件维度：以服务对象生命历程中的一个或几个具体事件划分叙述内容。<br>3. 叙事形式：图片、文字、视频、音乐等。 |
| 结语 | 1. 总结型：服务对象及其亲友对其生命历程的总结回顾。<br>2. 评论型：服务对象及其亲友对其人生的正面积极评价。<br>3. 展望型：服务对象及其亲友对家族未来的展望和寄语。 |

### 2. 个人生日会

通过为服务对象庆祝生日，帮助服务对象感受当下个体的存在意义，感受亲情、社会关系，表达内心期望和想法（表3-24-2）。

表 3-24-2　生日会活动方案

| 服务对象基本信息 | | | |
| --- | --- | --- | --- |
| 服务对象姓名 | 服务对象性别 | 服务对象生日 / 年龄 | 服务对象房号 / 床号 |
| | | | |
| 生日会基本信息 | | | |
| 活动日期 | 活动时间 | 活动地点 | 人员规模 |
| | | | |

| 工作人员信息 | | | |
| --- | --- | --- | --- |
| 序号 | 姓名 | 岗位 / 职务 | 职责分工 |
| 1 | | | |
| 2 | | | |

| 受邀家属信息 | | | |
| --- | --- | --- | --- |
| 序号 | 姓名 | 性别 | 联系电话 | 亲属关系 |
| 1 | | | | |
| 2 | | | | |
| 3 | | | | |

| 活动安排 | | | |
| --- | --- | --- | --- |
| 序号 | 时间 | 内容 | 物资准备 | 负责人 |
| 1 | | | | |
| 2 | | | | |
| 3 | | | | |

| 经费预算 | | | |
| --- | --- | --- | --- |
| 序号 | 物资 | 单价 × 数量 | 小计（元） |
| 1 | | | |
| 2 | | | |
| 3 | | | |
| 合计（元） | | | |

| 应急预案 | |
| --- | --- |
| 预计困难风险 | |
| 预计应对措施 | |

### 3. 家庭聚会日

通过一定的主题设定，帮助服务对象和至亲在有限的时间内实现情感互动和彼此陪伴。家庭聚会日时间宜选择父亲节、母亲节、重阳节、中秋节、春节等饱含亲情、团聚等意义的节假日。

### 4. 书信疗愈

通过书籍、信件、相册等物件传递信息、情感，帮助服务对象获得精神动力和实物寄托。书信疗愈的常见形式有感谢信、道歉信、捐赠证明、荣誉表彰、书画作品。

## 三、注意事项

（1）治疗实施前要对服务对象有深度全面的访谈。

（2）治疗实施前要充分考虑服务对象的可参与性和互动性。

（3）治疗形式的选择要充分结合中国本土的文化观和生死观。

# 【技能导入】

刘爷爷，81 岁，居住于养老机构，肺癌晚期，退役军人，党龄 50 年，育有 2 个女儿、1 个儿子，均已婚已育。刘爷爷患病后对生活失去信心，认为自己是家里的包袱，是没有用的人。自述一年前和战友约定要在今年建党节相约橘子洲头，但是现在已经完全不可能了，内心非常悲观和失落。

# 【技能分析】

## 一、分析刘爷爷的基本情况

（1）身份角色：爷爷、父亲、退役军人、党员。

（2）理想信念：信仰中国共产主义，做一个对家庭有贡献、对朋友信守承诺的人。

（3）对待疾病和死亡的态度：消极、悲观。

## 二、制订意义治疗方案

（1）引导服务对象直面疾病和死亡：结合刘爷爷的理想信念和生命历程背景，通过人生回顾和意识引导，帮助其重树积极、正面的生死观。

（2）采取仪式化意义治疗手段：在父亲节、建党节、建军节等时间节点，为刘爷爷开展或鼓励其参加相关具有治疗意义的活动、策划与重要他人相见，帮助其从中重构身份角色、重新认识自己的价值，获得认同感、归属感，增强生活信心。

## 【技能实施】

### 一、操作流程

　　（1）与刘爷爷及家人进行沟通，确定符合刘爷爷信念的活动内容。

　　（2）完成活动实施的计划，准备相关物资，联系参与人员。

　　（3）与刘爷爷及家人再次确定活动细节，落实工作人员的分工。

　　（4）邀请刘爷爷及家人、朋友共同参加活动。

### 二、注意事项

　　（1）尊重接纳刘爷爷个人的意愿与意见。

　　（2）操持与刘爷爷家人之间的沟通。

## 【实践思考】

　　（1）如果服务对象处于卧床状态，难以参加互动性的活动，你会如何对其开展意义治疗？

　　（2）意义治疗的具体形式多种多样，意义治疗的核心要素有哪些？

# 【技能工单】

| 技能名称 | 意义治疗 | 学时 | | 培训对象 | |
|---|---|---|---|---|---|
| 学生姓名 | | 联系电话 | | 操作成绩 | |
| 操作设备 | | 操作时间 | | 操作地点 | |
| 技能目的 | 1.掌握常用的意义治疗方法。<br>2.掌握意义治疗的操作流程。 | | | | |
| 技能实施 | 准备 | 1.<br>2.<br>3. | | | |
| | 操作流程 | 1.<br>2.<br>3.<br>4.<br>5.<br>6.<br>7. | | | |
| | 整理用物 | 1.<br>2. | | | |
| | 自我评价 | | | | |
| 教师评价 | | | | | |

# 【活页笔记】

| 技能名称 | 意义治疗 | 姓名 | | 学号 | |
|---|---|---|---|---|---|
| 实践要求 | 查阅资料,整理父亲节、建党节、建军节等时间节点适合刘爷爷的活动类型,为刘爷爷策划三场符合意义治疗目的的活动,写出活动开展计划。 | | | | |
| 实践心得体会 | | | | | |
| 反思与改进 | | | | | |
| 教师评价 | | | | | |

# 模块4：社会照护

## 【模块描述】

安宁照护中，服务对象不仅需要得到身体照护和心理照护，依据社会支持理论与多学科全人照护理念，社会照护也是不可缺少的一环。社会照护可以分为宏观（政策倡导、资源挖掘、社会倡导）、中观（由医院、社区、社会组织等提供的组织支持、亲友支持）、微观（激发服务对象主动要求获取社会资源的资源增能与链接）三个层次。照护者需要同时具备宏观、中观、微观三个层次的服务能力，以便为服务对象提供全面周到的社会照护服务。

## 【学习目标】

### 掌握

政策倡导、资源挖掘、社会倡导、组织支持、亲友支持、资源增能与链接的操作流程。

### 熟悉

政策倡导、资源挖掘、社会倡导、组织支持、亲友支持、资源增能与链接的适用条件与注意事项。

### 了解

政策倡导、资源挖掘、社会倡导、组织支持、亲友支持、资源增能与链接的内涵。

教学视频

# 技能 25
# 政策倡导训练（AN-25）

## 【技能目标】

### 知识目标

（1）理解政策倡导的内涵。

（2）掌握政策倡导的操作流程。

（3）熟悉政策倡导的适用条件与注意事项。

### 能力目标

（1）能针对安宁照护服务对象的处境和需求进行政策倡导。

（2）能随时更新自己关于安宁照护政策法规的知识储备。

（3）能综合运用直接参与法、间接参与法、法律诉讼法、街头行动法、大众传媒表意法、专业研讨法、多方行动法（联盟游说、联合行动、多元共治）与国际合作法为服务对象进行政策倡导。

### 素质目标

（1）具备为安宁照护服务对象提供政策倡导的服务意识。

（2）认同政策倡导能为安宁照护服务对象带来更多资源与支持。

（3）具备团队合作意识，主动与各个组织、单位及个人合作，共同为安宁照护服务对象提供政策倡导服务。

## 【相关知识】

### 一、基本概念

#### 1. 社会政策

社会政策是指国家运用立法、行政手段制定的基本方针或行动准则。如人口政策、劳动就业政策、社会保险政策、环境保护政策等。其目的在于加强社会保障，改善社会福利，稳定社会秩序，使社会各组成部分之间协调发展，促进社会进步。

在本技能中，社会政策选取的是广义的概念，其包含与安宁照护服务对象利益息息相关的国家或地方政策、法律、法规等。

## 2. 政策倡导

政策倡导是指致力于影响拥有政策、法律、法规、公共方案或法院判决等决策和决定权的人的活动，其目标在于通过政策性改变而广泛性地改变众多的个人或群体的福利与福祉。

在本技能中，政策倡导主要用于影响安宁照护服务对象的福利与福祉，从政策层面为安宁照护的服务对象获取更多的有益支持。

## 二、常用方法

### 1. 直接参与法

直接参与法是指从事安宁照护服务的组织和个人自身具有途径和机会，可以不同程度地直接参与到政策制定过程中并表达自己的立场和观点。

我国目前已建立的直接参与渠道主要有立法 / 修法 / 司法过程中的公开意见征集、群众来信来访（信访制度）、领导接待日、电子政府、政务公开和信息公开、听证会、座谈会 / 通气会 / 见面会 / 咨询会等。

### 2. 间接参与法

间接参与法是指从事安宁照护服务的组织和个人不具备直接参与到政策制定过程并表达自己的立场和观点的途径和机会，转而通过与其他能够直接参与政策制定过程的相关方合作，间接地把自己的立场和观点传递到政策制定过程中去的方法。

我国目前已有的各级人民代表大会制度和政治协商制度可起到间接传递民间声音的作用。

### 3. 法律诉讼法

法律诉讼法是指通过信息公开申请、提起行政复议、发起公益诉讼包括民事公益诉讼和行政公益诉讼等法律实践进行立法倡导及执法监督。

### 4. 街头行动法

街头行动法是指通过行为艺术（如快闪、涂鸦、人物雕塑等）、通过相关主管部门审批通过的集体游行等户外行动进行公众倡导和表达异议从而引起相关部门对某一社会现象的关注，进而对不公平或不合理的政策进行变更与修订。

### 5. 大众传媒表意法

大众传媒表意法是指通过传统报纸、期刊、杂志、新兴媒体平台（微博、微信）、网络等传播渠道发出声音、表达自己的立场和观点，获取热度与大量相关讨论，从而引起相关部门对某一社会现象的关注，进而对不公平或不合理的政策进行变更与修订。

### 6. 专业研讨法

专业研讨法是指搭建交流平台以供不同领域与背景的专业人士就同一个关切主题进行平等对话，从而实现意见表达。如组织召开学术研讨会讨论关于安宁照护服务对象某一方面的问题的解决或需求的回应该如何从政策层面加以干预等。

### 7. 多方行动法（联盟游说、联合行动、多元共治）

多方行动法是指来自不同领域的多个主体就某一个特定议题或主题基于合作而形成的行动共同体，包括公开意见联名签署行动和"安宁照护"联盟之类的联合行动，与相似或相同意见方结成合作同盟从不同角度和层次进行共同游说，以及与具有不同观点立场的利益相关方就共同目标达成相互妥协和合作的多元共治。

### 8. 国际合作法

国际合作法是指从国际合作的视角出发，针对国际社会共同关注的安宁照护议题，各个国家和地区的组织或个人联合起来共同商讨解决方法并以此推动国际公约与国际共识的形成以为各个国家和地区的安宁照护服务对象和安宁照护从业者提供更多福利与福祉。

## 三、注意事项

（1）有理有据，客观公正。要做好政策倡导需要理由充足，证据充分，提出的修订建议也应该科学客观。在对法令条款提出修改意见时，还应附上主要理据，供立法者参考。

（2）意见与建议并重。除了意见，建议也是十分重要的替代方案。意见往往是对现有方案的缺陷的看法，而建议则是更为正面的反馈，即解决方案。

（3）确保渠道有效。在进行政策倡导前，应思考如何进行或通过什么途径进行政策倡导将更有效果和效益。社交网站的联名和问卷结果单独呈现不具有法律效力，但可梳理在报告中供立法者参考。

（4）与其奢望一蹴而就，不如步步为营。政策或法律的变更绝不是一个短期工程，设置阶段性目标，脚踏实地地一步一步采取行动是更可行的方法。在实现最终目标前应当设立短期目标，逐步完成。例如，如果最终目标是修订某政策或法律，在其中加入某项条款，那么短期目标可以设为引发有关部门对某问题的重视与关注，开启修订某政策或法律的进程。

（5）找到影响决策的关键人物。一方利益的获得可能意味着另一方利益的损耗，在修订政策或法律时，各方可能会陷入博弈状态，找到政府内有相关利益诉求的关键人、邀请较为中立的学者和专家更能够凝聚力量，共同参与倡导。

（6）长期跟进，持续优化。政策或法律的变更不代表问题的实质性解决，变更后的政策与法律的实际执行情况，公众对其的认知度都会影响政策倡导的成效。改变政策或法律不是政策倡导的终点，推动政策与法律法规的持续优化、司法解释的不断完善，乃至政策法规的落地实施，促使社会大众对相关政策、法律及法规的关注和理解也是政策倡导的重要组成部分。

# 【技能导入】

刘女士，65 岁，5 年前患乳腺癌，2 年前肿瘤复发，正接受进口靶向药物（未纳入医保）和抗骨转移治疗。现有医疗保障制度对于个体性的高昂医疗费用需求无法满足，刘女士癌症控制治疗面临金钱与生命画"等号"的伦理冲突，不治疗意味着生命期迅速变短，积极治疗却给家庭带来赤贫。癌症末期患者安宁照顾群体都将面临这样的选择难题，因此群体性问题引起关注，从政策层面改变非常有必要。

# 【技能分析】

## 一、主要问题

（1）乳腺癌病情加重，癌痛加剧：因癌细胞多发性转移，引起癌痛加剧，配合进行止痛治疗。

（2）抑郁情绪：癌症复发导致精神压力变大，伴随情绪低落，睡眠和食欲较差。

（3）难以承受高额医疗费用的困境：癌症复发扩散处于终末期，目前常规性治疗方法效果不佳，需接受多个疗程的进口靶向药物（未纳入医保）治疗。

## 二、制订方案

本案例中服务对象身体与心理照护在前两个模块内容中可以找到方法，因此本模块重点引导服务对象运用直接或者间接方式去进行政策倡导以改变其所处的困境。

## 三、主要训练目标

医疗保障政策倡导：引导服务对象了解自身可以运用的医保政策，与治疗单位协商合适的治疗方案，在此基础上集合同类型病友一起寻找可以扩展的政策支持。

# 【技能实施】

## 一、操作流程

操作流程如图 4-25-1 所示。

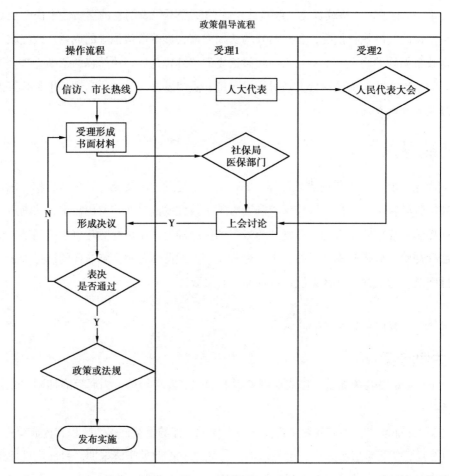

图 4-25-1　操作流程示意图

## 二、注意事项

（1）审慎选择倡导途径。社会政策倡导中，照护者需要引导安宁照护服务对象依照中国现有体制下可行的方式解决问题，例如信访、市长热线等方式。

（2）践行非暴力倡导与沟通。社会医疗基本保障与个别化需求存在的落差容易让服务对象产生负面情绪，照护者应注意引导服务对象理性倡导，并且运用非暴力沟通方式与政府职能部门沟通，避免与工作人员发生冲突。

## 【实践思考】

（1）依托现有政治体制与法律体系，由政策倡导带来的政策改变需要花费的时间较长，但安宁照护服务对象所能够生存的时间可能并不长，鉴于此，照护者怎样做才能更好地帮到安宁照护服务对象？

（2）为提升政策倡导的效用，我们应将重点放在运用政治人物（人大代表或者政协委员）的社会影响力，还是倡导建立形成畅通与完善的政策倡导渠道呢？

## 【技能工单】

| 技能名称 | 政策倡导训练 | 学时 | | 培训对象 | |
|---|---|---|---|---|---|
| 学生姓名 | | 联系电话 | | 操作成绩 | |
| 操作设备 | | 操作时间 | | 操作地点 | |
| 技能目的 | 1. 理解政策倡导的内涵。<br>2. 掌握政策倡导的操作流程。<br>3. 熟悉政策倡导的适用条件与注意事项。<br>4. 能针对安宁照护服务对象的处境和需求进行政策倡导。<br>5. 能随时更新自己关于安宁照护政策法规的知识储备。<br>6. 具备团队合作意识, 主动与各个组织、单位与个人合作, 共同为安宁照护服务对象提供社会照护服务。 | | | | |
| 技能实施 | 准备 | 1.<br>2.<br>3. | | | |
| | 操作流程 | 1.<br>2.<br>3.<br>4.<br>5. | | | |
| | 整理用物 | 1.<br>2. | | | |
| | 自我评价 | | | | |
| 教师评价 | | | | | |

# 【活页笔记】

| 技能名称 | 政策倡导训练 | 姓名 | | 学号 | |
|---|---|---|---|---|---|
| 实践要求 | 结合技能实施流程，开展实践练习。梳理与技能情境相关的社会政策与法规，探访医务社工与其他癌症患者，尝试撰写一份政策意见并有针对性地提出改进意见。 | | | | |
| 实践心得体会 | | | | | |
| 反思与改进 | | | | | |
| 教师评价 | | | | | |

教学视频

# 技能 26
# 资源挖掘训练（AN-26）

## 【技能目标】

### 知识目标

（1）理解资源挖掘的内涵。

（2）掌握资源挖掘的操作流程。

（3）熟悉资源挖掘的适用条件与注意事项。

### 能力目标

（1）能针对安宁照护服务对象的处境和需求进行资源挖掘。

（2）能以优势视角看待服务对象的处境并为其挖掘适切的资源。

（3）能综合运用自我挖掘法、专家评估法、转化培养法、公开募集法与资源共享法为服务对象进行资源挖掘。

### 素质目标

（1）具备主动为安宁照护服务对象进行资源挖掘的服务意识。

（2）认同资源挖掘在社会照护中的重要性。

（3）具备团队合作意识，主动与各个组织、单位与个人合作，共同为安宁照护服务对象提供资源挖掘服务。

## 【相关知识】

### 一、基本概念

#### 1.资源与资源视角

资源是一切可被人类开发利用的客观存在。资源可分为自然资源和社会资源两大类。自然资源包括阳光、空气、水、土地、森林、草原、动物、矿藏等；社会资源包括人力资源、信息资源以及经过劳动创造的各种物质财富等。

由资源的概念可知，资源只有被人类合理开发利用才具备价值。而将一切客观存在充分加以开发利用的视角，被称为资源视角。

在本技能中，资源是指可以被照护者用来开展安宁照护服务或者能够提升安宁照护服务质量，回应服务对象安宁照护需求，解决服务对象在安宁照护中遇到的问题的人力、物力、财力资源的统称。而资源视角则是指，照护者要具备将资源进行恰当开发利用的意识，有意识地寻找资源，对资源加以开发利用。

### 2. 资源挖掘

资源挖掘是指想方设法寻找资源并对资源加以利用的过程。

在本技能中，资源挖掘是指照护者以资源视角将一切有利于安宁照护服务开展的人力、物力、财力资源挖掘出来并进行合理利用的过程。

在安宁照护的资源挖掘实践中可得知，可供挖掘的资源包括但不限于服务对象内在特质资源（性格、思维、兴趣、专长等）、服务对象身边拥有的非正式（亲人、朋辈、学校、职场、社区）及正式（政策法规及政府可提供的相关资源）资源。

## 二、常用方法

### 1. 自我挖掘法

自我挖掘法是指照护者遵循社会支持网络理论从安宁照护服务对象个体的特质、服务对象所拥有的非正式支持网络及正式支持网络三大方面进行资源挖掘的方法。为实现资源挖掘，照护者需要熟练掌握国家及当地与安宁照护相关的政策法规，与服务对象建立良好的专业关系，进行深度交谈，充分了解上述三大方面的基本情况进而实现资源挖掘。

自我挖掘法对照护者的资源挖掘专业技巧及对资源的敏感度要求较高，但是该方法是最为经济实惠的方法。

### 2. 专家评估法

专家评估法是指依靠专家来进行资源挖掘的方法，聘请专家进行资源挖掘往往是因为照护者自身的技能不足以完成资源挖掘工作，或者是因为资源挖掘的时间紧、技能重，为提高资源挖掘的效率而采取的方法。所请的专家通常具备丰富的资源挖掘经验，他们可以依靠自己的专业知识技巧和丰富的经验快速的完成资源评估与资源挖掘。

专家评估法的优点是效率高，在观看专家进行资源挖掘的过程中，照护者也可以学到一些专业知识，得到专业的指引。但是，相应地，该方法成本也相对较高，聘请专家也是一笔开销。

### 3. 转化培养法

转化培养法是指照护者有意识地将潜在资源转化、培养为可用资源的过程。转化培养的对象可以是热心居民，热心家属、大学生志愿者、爱心企业、爱心组织或机构等。照护者应对身边的潜在资源保持敏锐度，时刻秉持为安宁照护服务对象挖掘更多资源的信念，对有成为"资源"潜质的组织或个人进行鼓励和游说，激发其合作意愿，而后如有必要应为组织或个人提供专业培训，使得他们具备一定的安宁照护专业知识，能更好地实现其作为"资源"的功能。

### 4.公开募集法

公开募集法是指照护者将需要的资源进行罗列后，将资源需求信息公开发布到机构自己的网站或知名公益网站、微信公众号、微博等平台并留下联系方式，方便拥有资源的热心人士主动联系照护者及其所在机构并提供相关资源的方法。公开募集的资源包括但不限于安宁照护志愿者，安宁照护所需的物资，有特定技能的专业人士，安宁照护所需的资金等。值得注意的是，若公开募集的资源是资金，根据《慈善法》，照护者需要核对自己机构是否具备公募资格，否则可能会产生违法风险。

### 5.资源共享法

资源共享法是指照护者向其他照护者或安宁照护机构寻求帮助，希望他们可以将自己拥有的资源共享给其他机构乃至整个行业使用或双方交换各自手里掌握的资源以获取更多资源的方法。

与自己寻找资源相比，资源共享法更快速和高效，而且有助于安宁照护行业内部形成互助团结的氛围，但是相应地，若过度依赖别人的资源而丧失了自己发掘资源的敏锐度和习惯则会错过甚至浪费很多资源。

## 三、注意事项

（1）优先挖掘及利用内部资源。任何服务对象及其所处的环境中，都有潜在的可以被直接挖掘和利用的资源，这些资源可能是服务对象自身的某些经历和特长，可能是服务对象的亲属及朋友，可能是服务对象所在社区的志愿者或者邻居，也有可能是服务对象所在安宁照护机构的同伴及其他工作人员。这些资源距离服务对象最近，也最可能直接为服务对象提供持续的帮助和支持，与其舍近求远，不如先把服务对象身边现有的资源充分利用。

多数情况下，社会上的爱心企业、机构、人员等外部资源获取成本要高于内部资源，因此，应尽可能优先挖掘和利用内部资源，不可对外部资源过分依赖。

（2）全面了解现有资源及可用状态。照护者应在不断挖掘资源的过程中，建立资源库，对资源进行分类，并对资源可用的情况进行细致的描述，方便在需要使用资源时，随时可以找到可用的资源。

在对每一位服务对象进行服务时，可根据服务对象的具体情况对其可用资源进行罗列和筛选，以便服务对象在需要时可使用恰当的资源。

（3）挖掘与培养并重。资源挖掘是一个循序渐进的过程，有时甚至包括资源培养的过程。比如，某社区内的张阿姨是个热心居民，但是她不具备陪伴安宁照护服务对象聊天的专业技能，照护者可以教授其专业技能，并对她加以鼓励，以促使她成为可以为安宁照护服务对象提供专业志愿服务的志愿者资源。

（4）应以建立资源与服务对象之间的互惠关系为目的。根据前文中关于资源的定义，从资源视角出发，资源成为资源的一个条件就是被挖掘和利用。因此，资源不仅要被找到，还要能够为服务对象提供服务，照护者应尽可能为服务对象和资源之间建立互惠关系，只有这样，资源与服务对象之间才能实现长久的共赢。例如，为经常提供物资和服务给安宁照护服务对象的企业颁发证书就是对爱心企业的正向激励，使得爱心企业在提供资源的同时收获社会声誉与认可，这就是互惠的体现。

（5）定期对资源进行维护。资源不会一直存在，照护者需要定期对资源进行维护，定期查看物资存储状态，清点物资数量，对特定物资进行专业保养；定期与爱心企业、机构、个人之间进行访谈和会面；多与志愿者沟通交流，定期教授志愿者服务技巧等都可以理解为对资源的维护。

## 【技能导入】

张先生，男性，52 岁，左臂发现骨肉瘤，同时伴随轻度双相情感障碍，治疗一段时间后左上臂恶化肿大到如皮球大小，医师诊疗团队与疑难病例讨论诊疗建议是截肢消除恶性坏死左上臂，最终张先生接受了诊疗手术截掉整条左臂。张先生面临死亡威胁、身体功能缺失、失业、家庭关系紧张等困境。

## 【技能分析】

### 一、主要问题

（1）疾病带来的生命威胁与痛苦：所患骨肉瘤情况复杂，治疗难度较高。医生尝试用过几种方案，未能有效阻止病情发展，医生建议转到省级专业肿瘤医院会诊，结论是必须截肢来获得生命机会。

（2）疾病导致残疾后果严重：截肢后无法正常上班，其用人单位建议其病休治疗，劳动合同也快到期；生活上他需要训练适应肢残和"幻肢痛"。

（3）抑郁情绪需要干预：服务对象疾病阶段发生巨大变化后，护士反映患者术后抑郁情绪明显，沉默喜欢独处，偶尔会有流泪情况，建议做自杀意念评估量表，评估其自杀风险等级。

（4）双相情感障碍影响亲密关系：服务对象患有轻度双相情感障碍，截肢后，有加重的倾向，其情绪后果多主要指向自己和父亲。安宁照护者探访时发现服务对象与父亲表现出冲突型沟通模式，父亲表现出絮叨和小心翼翼的态度，服务对象回应表现出愤怒、不耐烦及不愿理睬的态度。抑郁与躁狂的双相障碍影响了双方的亲密关系，由此看出服务对象与照护者关系需要调和，照顾者压力需要舒缓。

## 二、制订方案

针对张先生的情况，同样需要身心社灵的全方位照顾，安宁照护者需要密切与照护团队保持沟通和工作互连，特别是有自杀风险苗头的情况下，先关注其生命安全问题。但本模块重点分析宏观层面的社会照顾之资源挖掘来应对生命危机和生活困境。

## 三、主要训练目标

（1）第一层次：协助服务对象了解社会资源。我国的福利政策一般依从户籍地制度，因此首先可以了解户籍地的资源，搜索政府职能部门都有哪些可以运用的资源，同时对非政府资源也注意收集，例如公募和私募基金会组织等。

（2）第二层次：挖掘适合自身情况的可用社会资源。张先生是一位末期肿瘤患者，可以从医疗角度寻找资源，例如宁养院的居家临终关怀照顾和免费赠药申请。

（3）第三层次：引导服务对象动态分析条件变化后可运用资源。服务对象从健全人变成非健全人士，身份转变带来条件变化，可协助其从民政和残疾人联合会方面去寻找资源，可以申请义工联的关爱探访照护服务。

## 【技能实施】

## 一、操作流程

操作流程如图 4-26-1 所示。

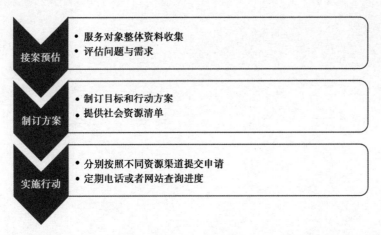

图 4-26-1　操作流程图

## 二、注意事项

（1）多归属地寻找资源。现代城市居民流动性较大，安宁照护者需要引导服务对象同时挖掘户籍地和常住地两地资源。在真实服务情境中，服务对象往往会忽视其中的一方资源，因此立体多方寻找资源可以更好纾解困境。

政府保障制度在一定程度上遵循的是保底原则，资源会优先保障本地户籍居民。而一些大型城市为吸引人才，会扩大非户籍常住居民的福利，使之等同于户籍居民。

（2）寻求多种类型的资源支持。资源分有形和无形的，往往服务对象直接看到自己急需的是资金，安宁照护者就需要帮助服务对象看到资源的种类和形式是多样的，如果能够争取到其他类型的经济支持也能够整体上改善困境。例如，申请廉租房，减少租房支出，也是解决经济压力的一种方式；再比如为服务对象即将就读大学的孩子申请助学贷款和勤工俭学，对于处于安宁疗护阶段的困难家庭也是一种压力的缓解。

（3）保持政治敏锐，遵守法律法规。资源挖掘过程中需要注意遵守国家法律和规避政治风险。如私募善款的合法性问题、资源使用的透明和公正性问题、警惕境外资源的政治风险问题。

# 【实践思考】

（1）我国各省市政策与各类资源不尽相同，如何快速收集到尽可能多的有形和无形资源？安宁照护资源有哪些？请罗列安宁照护资源中最主要的三到五类。

（2）挖掘商业资助善款时需提防对方借助慈善"外衣"掩盖商业营销行为。若商业捐助机构将为你捐赠一笔善款，而条件是需要在捐赠活动环节中增加商业广告，你会怎么做？

## 【技能工单】

| 技能名称 | 资源挖掘训练 | 学时 | | 培训对象 | |
|---|---|---|---|---|---|
| 学生姓名 | | 联系电话 | | 操作成绩 | |
| 操作设备 | | 操作时间 | | 操作地点 | |
| 技能目的 | 尽可能挖掘更多的社会照护资源。 | | | | |
| 技能实施 | 准备 | 1.<br>2.<br>3. | | | |
| | 操作流程 | 1.<br>2.<br>3.<br>4.<br>5. | | | |
| | 实施小结 | 1.<br>2. | | | |
| | 整理用物 | 1.<br>2. | | | |
| | 自我评价 | | | | |
| 教师评价 | | | | | |

# 【活页笔记】

| 技能名称 | 资源挖掘训练 | 姓名 | | 学号 | |
|---|---|---|---|---|---|
| 实践要求 | 结合技能实施流程，开展实践练习。罗列可能为张先生链接的资源清单，并对资源进行分类整理，并指出如何获取该类型的资源。 | | | | |
| 实践心得体会 | | | | | |
| 反思与改进 | | | | | |
| 教师评价 | | | | | |

教学视频

# 技能 27
# 社会倡导训练（AN-27）

## 【技能目标】

### 知识目标

（1）理解社会倡导的内涵。

（2）掌握社会倡导的操作流程。

（3）熟悉社会倡导的适用条件与注意事项。

### 能力目标

（1）能针对安宁照护服务对象的处境和需求进行社会倡导。

（2）能以优势视角看待服务对象的处境并为其提供社会倡导服务。

（3）能综合运用科普宣传法、参观体验法、明星效应法、志愿服务法、持续曝光法、专业研讨法与多方合作法进行社会倡导。

### 素质目标

（1）具备为安宁照护服务对象提供社会倡导的服务意识。

（2）认同安宁照护中社会倡导的服务理念，能主动为服务对象进行社会倡导。

（3）具备团队合作意识，主动与各个组织、单位与个人合作，共同为安宁照护服务对象提供社会倡导服务。

## 【相关知识】

### 一、基本概念

#### 1. 公众认知与行为

公众认知是指社会上绝大多数人对某些事物或事件的看法及想法。

公众行为则是指社会上绝大多数人遇到某类事物或事件可能会采取的处理方式及行动。

在本技能中，公众认知与行为是指社会上绝大多数人对安宁照护领域的看法，如是否能接纳自己所居住的社区附近有安宁照护服务机构，及是否愿意做出自己或家人在必要时接受安宁照护服务的行为。

### 2. 社会倡导

倡导是指倡言和引导，社会倡导则是对社会公众进行倡言和引导，以提升社会公众对于某些事物或事件的认知度、接受度和接纳度。

在本技能中，社会倡导是指提升社会公众对于安宁照护相关服务及其服务对象的认知度、接受度和接纳度，从而促使社会公众在必要时为自己和家人选择安宁照护服务之行为的产生。

## 二、常用方法

### 1. 科普宣传法

科普宣传法是指通过举办各种类型的科普活动的方式改变人们对于安宁照护服务及其服务对象的认知，其重点在于科学知识的传递。

科普宣传开展的形式有很多种，比如定期举办安宁照护相关科普展览、社区宣传活动，印发安宁照护相关科普知识手册与海报，入户宣传、录制并播放安宁照护宣传片、投放安宁照护公益广告、举办安宁照护知识竞赛等。其优点在于可同时供多人进行知识的了解和学习，但缺点是也正因为同时服务的人数众多而使得宣传的深度不足，互动体验较少。即便是看似深入的入户宣传，实则在未建立彼此信任的专业关系的前提下，多数陌生人与陌生人之间的信息传递效果也会仅仅停留在信息的单项传递层面，即照护者将知识告知居民，居民仅被动接收，而知识是否会被居民真正接受和认同则无法断定。

### 2. 参观体验法

参观体验法是指在保护安宁照护服务对象隐私的情况下吸纳部分公众进入安宁照护机构进行参观或借助高科技手段，深入了解和体验安宁照护服务、接受生命及死亡教育。

身临其境的感官刺激会使得公众对安宁照护的理解和体会加深，相较于传统的科普宣传活动，参观体验活动每次的接待量有限，因此其宣传覆盖面和效率较低，而相应地，正因为每次参与的人数较少而能相对保证参与者的参与质量。

### 3. 明星效应法

邀请明星作为安宁照护形象大使，定期前往安宁照护机构从事志愿服务并分享和宣传自己的经历等方式，借助自身的热度和影响力带动公众对于安宁照护的关注、理解和支持。

明星作为公众人物，其天然的影响力、号召力和榜样作用都会起到引流的作用，迅速让一些话题成为公众热议的焦点。但是，选取公众人物时，也应该慎重，不要因为公众人物的负面新闻而影响了安宁照护在公众心目中的形象。

### 4. 志愿服务法

志愿服务法是指定期招募志愿者赴安宁照护机构或病房从事志愿服务，借此提升公众对于安宁照护服务认知的方法。值得注意的是，由于安宁照护服务的特殊性，在招募志愿者后，照护者应对志愿者进行筛选和培训，以保证其在提供志愿服务时的专业性和科学性，进而保证安宁照护服务对象的安全。

### 5. 持续曝光法

持续曝光法是指通过传统报纸、期刊、杂志、新兴媒体平台（微博、微信）、网络等传播渠道发布关于安宁照护服务宣传的相关内容或活动，并设计一些方法鼓励公众对相关内容进行转发和评论，借此保持热度，让更多的公众得知该信息。冰桶挑战就是一个教科书级的持续曝光的例子，其趣味性强，又带有挑战意味，其道具容易获得，操作方法简单，明星的参与更是吸引了更多人的眼球，这些要素都提升了公众对该活动的参与度，而其点名邀约他人挑战的传递形式更是促使其在全球范围内得到广泛传播，其点名邀战的做法就是对持续曝光法的创新应用。

### 6. 专业研讨法

专业研讨法是指定期举办安宁照护论坛，邀请各界人士参与，共同讨论如何提升安宁照护服务质量，如何提升公众对于安宁照护的接纳程度，并鼓励媒体对安宁照护论坛举办的盛况进行直播或转播，以扩大安宁照护行业对社会公众的影响。

### 7. 多方合作法

多方合作法是指国内外从事安宁照护的组织或机构联合政府相关部门、各大媒体、公益机构共同开展某项活动，推动全球范围内的人们对于安宁照护的理解和关注。值得注意的是若要与境外组织取得合作，应务必对其相关背景特别是资金来源进行深入细致的了解，以防被境内外的不法分子利用。

### 三、注意事项

（1）优先考虑安宁照护服务对象的利益，保护其隐私。任何社会倡导都不能以牺牲安宁照护服务对象的利益为前提，相反，社会倡导的一个重要因素就是提升安宁照护服务对象的福祉，让社会上更多的人接纳安宁照护服务对象。若要使用安宁照护服务对象的照片及影像资料，应事先征得安宁照护服务对象或其监护者的同意，并作匿名化和隐私保护处理，切不可为了宣传效果而置服务对象于不利地位。

（2）保持热度，持续行动。社会倡导绝对不是一次科普宣传或一次参观活动就能达到效果的，好的社会倡导应是持续的，能够引起公众持续关注和逐渐加深正确认知的持续性的行动。因此，安宁照护从业者要有做好持久战的准备，社会倡导也是其工作的重要内容之一。

（3）合法合规，拒绝暴力。社会倡导虽然应以吸引公众眼球的方式进行，但是必须在符合国家法律规定的范围内进行，任何以社会倡导为名的暴力行动都是对社会安定团结的破坏，都是不能被容忍和接受的。安宁照护从业者也应该注意时刻警惕社会倡导活动的合法合规性，对暴力事件采取零容忍的态度，坚决杜绝任何暴力事件的发生，应警惕任何别有用心的组织或机构对社会倡导的利用。

（4）扬长避短，逐渐完善。社会倡导是一个长期的过程，各安宁照护机构和从业者应意识到社会倡导是一个需要不断创新，不断总结经验，不断完善和不断进步的过程。

（5）汇聚力量，各取所长。任何人和组织都会有自己的长处和短处，在进行社会倡导时，应学会团结各方可团结的力量，不要把团结的对象限于安宁照护机构内部和行业内部，应意识到企业、高校、传统媒体、新媒体甚至自媒体，乃至各类社会组织及个人都具有不同的优势和长处，如果可以团结来自社会各界的力量，共同为安宁照护进行社会倡导，社会倡导的成功率则可能会大大提高。

## 【技能导入】

宁女士，35岁，2011年患上乳腺癌，经过常规术后放化疗后恢复了健康，2014年底癌症复发转移到脑部和肺部，进入到S市某三甲医院ICU加护病房进行救治，对此家人和自己感到非常遗憾和难过。宁女士在事业上有所成就且一直关注公益，想在临终期完成器官捐献愿望，将眼角膜捐给有需要的人。

# 【技能分析】

## 一、主要技能分析

宁女士在社会上有一定名气，从 2008 年开始到乳腺癌复发转移前一直支持公益，公众形象非常阳光和积极向上，2012 年曾被聘为某大学肿瘤医院"抗癌宣传健康公益大使"。2014 年底进入 S 市某三甲医院治疗，家人想与她一起完成早就定下来的心愿：捐献眼角膜给 S 市红十字会。

## 二、制订方案

（1）安宁照护倡导：2014 年底 S 市没有形成安宁照护临床科室，宁女士的社会贡献和公益精神让医院非常赞赏和钦佩，且宁女士的疾病也属于疑难病例，因此医院决定委派肿瘤科、介入科、甲乳外科、神经内科科室主任专家组成团队为宁女士提供临终期的全人照顾。

（2）器官捐献公益倡导：S 市红十字会器官捐献工作虽然有了一定成效，但是大部分民众还是不够了解，还有不少人甚至对此有一些误解。而与此同时，我国很多重症患者在排队等待捐献供体来挽救生命。

因此医院得知宁女士的捐献眼角膜心愿后非常感动，迅速联系红十字会器官捐献办公室，委派器官捐献协调员来院协助宁女士完成捐献心愿，红十字会在征得宁女士家人同意后将这一爱心义举公布于众，起到社会教育和倡导作用。

## 三、主要目标

（1）通过宁女士的抗癌经历来倡导社会公众重视早期癌症筛查的体检，提升自我健康管理意识。

（2）运用社会倡导的方式，传播正确的医学知识和器官捐献的意义。

# 【技能实施】

## 一、操作流程

操作流程如图 4-27-1 所示。

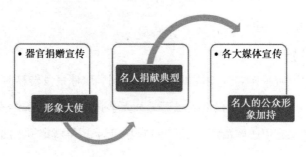

图 4-27-1　操作流程图

## 二、注意事项

　　宁女士是一位名人，因此社会工作者开展社会倡导服务中首先需要注意保护宁女士不被侵扰的就医环境，其次她的眼角膜捐献行为在保护其私隐情况下是有条件对外公开的。这样既尊重保护宁女士，又能更好地发挥宁女士正面公益形象来推动器官捐献事业，从而救治更多生命。

## 【实践思考】

　　（1）若要增强社会倡导的影响力，在我国目前的社会环境下，有哪些渠道和方式？

　　（2）利用明星效应除了需要遵守伦理以外，还有哪些事项需要注意？

# 【技能工单】

| 技能名称 | 社会倡导训练 | 学时 | | 培训对象 | |
|---|---|---|---|---|---|
| 学生姓名 | | 联系电话 | | 操作成绩 | |
| 操作设备 | | 操作时间 | | 操作地点 | |
| 技能目的 | 通过正面积极的名人形象和名人效应来进行社会倡导, 为公众植入关于器官捐献的正确资讯。 | | | | |
| 技能实施 | 准备 | 1.<br>2.<br>3. | | | |
| | 操作流程 | 1.<br>2.<br>3.<br>4.<br>5. | | | |
| | 实施小结 | 1.<br>2. | | | |
| | 整理用物 | 1.<br>2. | | | |
| | 自我评价 | | | | |
| 教师评价 | | | | | |

## 【活页笔记】

| 技能名称 | 社会倡导训练 | 姓名 | | 学号 | |
|---|---|---|---|---|---|
| 实践要求 | 结合技能实施流程，开展实践练习。请以宁女士为例，撰写一篇宣传其器官捐献事迹的新闻稿。 | | | | |
| 实践心得体会 | | | | | |
| 反思与改进 | | | | | |
| 教师评价 | | | | | |

教学视频

# 技能 28
# 组织支持训练（AN-28）

## 【技能目标】

### 知识目标

（1）理解组织支持的内涵。

（2）掌握组织支持的操作流程。

（3）熟悉组织支持的适用条件与注意事项。

### 能力目标

（1）能针对安宁照护服务对象的处境和需求进行组织支持。

（2）能以优势视角看待服务对象的处境并为其进行组织支持。

（3）能综合运用长期合作法、公开募集法、熟人介绍法、培育孵化法为服务对象进行组织支持。

### 素质目标

（1）具备为安宁照护服务对象提供组织支持的服务意识。

（2）认同安宁照护中组织支持的服务理念，能主动为服务对象提供组织支持。

（3）具备团队合作意识，主动与各个组织、单位与个人合作，共同为安宁照护服务对象提供组织支持。

## 【相关知识】

### 一、基本概念

#### 1. 正式支持网络

在社会支持网络理论中，正式支持网络是指由政府、正规的社会组织、企事业单位等正式的组织机构所提供的可感知的或带有实际价值的工具性支持（如引导、协助、解决问题的行动等）或表达性支持（如心理支持、情绪支持、同理、接纳等）。相较于非正式支持网络，正式支持网络中提及的组织或部门是正规的，正式的组织，有组织框架的，且相对长期存在的。

在本技能中，正式社会支持网络是指能够为安宁照护服务对象提供可感知的或带有实际价值的工具性支持或表达性支持的政府部门、正规的社会组织（如社工机构、志愿服务组织、安宁照护协会、某疾病联合会、某疾病病友协会等）、企事业单位中的志愿服务部门、社会责任部等。

### 2. 组织支持

组织支持是指由正式支持网络中提及的正式的、正规的组织为需要提供支持的服务对象提供支持。

在本技能中，组织支持主要是指为安宁照护的服务对象提供构建社会支持网络时所链接的正式组织资源并由其为安宁照护服务对象提供支持服务。

## 二、常用方法

### 1. 长期合作法

长期合作法是指与有意愿为安宁照护服务对象提供服务或拥有安宁照护服务对象所需资源的组织建立长期的合作关系，当安宁照护服务对象需要得到组织支持时，可直接为其对接相应的组织，提供组织支持服务。

### 2. 公开募集法

公开募集法是指当现有的组织资源无法满足安宁照护服务对象的组织支持需求时，照护者根据安宁照护服务对象的需求，利用线上线下各类社交媒体、网络资源等面向社会大众公开募集社会组织资源，以回应安宁照护服务对象的服务需求。

### 3. 熟人介绍法

熟人介绍法是指当照护者需要为安宁照护服务对象寻找组织支持而自己现有的组织资源又没有办法满足安宁照护服务对象需要时，向熟悉的个人或组织寻求介绍对口组织的方法。

### 4. 培育孵化法

培育孵化法是指当照护者现有的组织资源无法满足安宁照护者的需要转而充分调动愿意投身安宁照顾服务并且有一技之长的组织或个人的积极性，组建新的安宁照护服务组织，并对该组织进行培育与孵化使其成为正式的组织，以便为安宁照护的服务对象提供服务。

## 三、注意事项

（1）建立合作档案，与对口组织形成长期的伙伴关系。为保证安宁照护服务对象可以长期获得组织支持，照护者应与对口的组织建立长期的合作伙伴关系，建立合作组织清单档案，对组织资源进行系统的梳理，保证在安宁照护服务对象需要得到组织支持时，帮助服务对象获得相应的组织支持。这样做不仅可以提高工作效率，也能减轻重复沟通与建立关系的沟通成本。

（2）定期与各类组织沟通交流，维护合作关系。相比合作关系的建立，照护者与组织之间定期的沟通交流，形成合作的长效机制，互惠互利，也是十分必要的。定期维护合作关系，有助于双方深入了解对方，形成默契，化解误会，形成合力，共同为安宁照护服务对象提供相应的服务。

（3）善用身边资源，挖掘更多组织作为潜在合作伙伴。在能够充分利用用身边现有的组织资源的前提下，挖掘更多的潜在合作伙伴有利于拓展组织资源，更好地为安宁照护服务对象提供服务。这就要求照护者在日常的工作中和生活中，多留意，多留心，多与相关组织沟通接触，多了解该组织的行业口碑及以往的服务经历，以寻找到心仪的合作伙伴。

（4）尝试根据安宁照护服务对象的需要孵化和培育相应的组织。并不是所有的组织都适合现有的安宁照顾服务对象，根据安宁照护服务对象的需要孵化和培育新组织也是一个不错的选择，虽然这需要照护者花费更多的心血，但是一旦组织成熟，形成的支持力量也是不可小觑的。

（5）在确定合作组织时，应优先考虑安宁照护服务对象的利益。个别组织在提供组织支持服务时，动机并不单纯，这就要求照护者事先对有意合作的组织进行审慎的筛选，优先考虑安宁照护服务对象的利益，保护安宁照护服务对象的隐私。

（6）考虑到安宁照护服务的特殊性，应适当为合作组织提供相关知识的培训。安宁照护服务有其服务的专业性与特殊性，并不是所有热心的组织或个人都能胜任，在有必要时，应为有意合作的组织提供一些专业知识的培训与指引，帮助合作组织以恰当的方式为安宁照护服务对象提供服务，以实现服务对象利益的最大化。

# 【技能导入】

早在2010年，深圳市融雪盛平社工服务中心秉承组织使命以安宁照护为主题设计的"临终关怀·器官捐献与社工服务"项目参加了福彩公益创投项目大赛，并获得了社会资金支持，这是社会工作者依托服务项目融入安宁疗护照顾团队中的先河。有组织的和固定的安宁照护从业群体才能保证长期持续为临终者提供服务，他们也能成为服务对象与各类支持安宁疗护发展或提供相关服务的正式与非正式组织之间的桥梁，同时各类组织的生存与发展都需要包容、友好与完善的慈善环境。

# 【技能分析】

## 一、主要问题分析

（1）安宁照护组织较少：临终者群体相对中国 14 亿人口来说属于特殊群体，此前缺乏专门服务组织，而安宁疗护在当时体制下并没有作为主要技能建制，同样是凤毛麟角。

（2）服务从业者缺乏：因服务群体较为特殊被接纳度低，且需要从业者具备丰富的相关专业知识，所需培养周期较长等原因安宁照护从业者严重不足。

（3）服务对象困境重重：在我国这类服务群体特殊且人数群体较少，因此其需求还没有被关注与重视，临终服务对象困境重重，面临的身心社灵需求多元化，现有正式资源主要依托民政与工作单位，支持组织较少。

## 二、制订方案

组织层面提供的社会支持是比较全面且持续的，它的服务是有指向性的，安宁照顾服务对象是特定的临终者，因此组织支持技能就要为服务对象聚集正式与非正式的组织资源与个人加入到社会照顾服务中。

正式资源的支持：民政局大病贫困救助、临时困难救助等；各级慈善会的医疗救助金；社保提升贵价药品报销比例，大病劳动能力鉴定和病假单核定等；临终关怀社工服务组织。

非正式资源的支持：轻松筹等社会众筹 APP；同乡商会企业家定向慈善捐款；宁养院李嘉诚基金末期重症贫困肿瘤患者免费肿瘤药物申请；临终助念团；义工组织；企业团体或者个人临终关怀服务。

## 三、主要实施目标

（1）第一层次：服务对象社会照护需求筛分与聚焦，寻找目标组织。

（2）第二层次：沟通、申请与对接目标服务组织中的服务从业者。

（3）第三层次：匹配与服务对象需求相契合的组织、从业者群体、个人。

# 【技能实施】

## 一、操作流程

操作流程如图 4-28-1 所示。

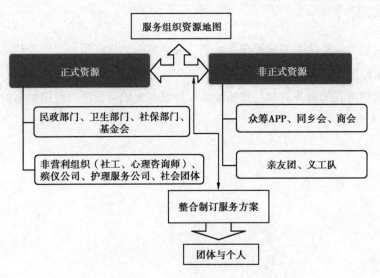

图 4-28-1　操作流程图

## 二、注意事项

（1）慎重筛选，注重理念契合。社会照顾筛选出的服务组织愿景、使命应与安宁疗护理念契合，否则就很难保证持续性专业化的服务供给，具体可参考2017年原国家卫生计生委办公厅印发《安宁疗护实践指南（试行）》。

（2）正式与非正式并重。组织支持也分为正式与非正式两种，当较正式的组织力量不能匹配服务对象的需要时，引入非正式的资源也不失为一种办法。

（3）灵活处理，守住底线，兼顾双赢。由于临终者群体社会关注度并不高，为其获取资源本就不易，而面对一些资源时，安宁照护者应慎重辨别，趋利避害，优先考虑服务对象的利益，同时，也应对愿意为临终者群体提供服务的组织和个人进行鼓励，以起到积极正向引导的作用，以带动更多组织和个人投入安宁照护服务中。

例如某个从事安宁照护服务的社会工作者曾经接到这样一个团队义工服务申请：某保险公司的一个营业组经理为帮助其手下的30余名保险业务员通过从事临终关怀义工的方式，接受生命教育，由此增加业务员对于大病及重疾的认知，以提升其销售大病重疾保险的业绩。很明显该业务经理的义工请求是带有功利性的，但是安宁照护的服务对象又很需要得到更多社会力量的关注。于是该名社会工作者设计了特色义工服务方案，并对保险营业组提前进行了培训，约定了义工服务原则。而后，这批营业组员准备了丰富的义演节目和生日礼物为过生日的安宁照护服务对象们举办生日会庆祝，生日会上寿星们也分享了自己对抗病魔的生命感悟，在活动中双方达到双赢。

## 【实践思考】

（1）请思考有哪些类型的安宁照护支持服务组织？请将每类组织罗列出至少三种，并制作资源图。

（2）请思考在为服务对象寻找匹配需求的服务组织时，应以组织使命为主？还是以服务对象需求为主？

## 【技能工单】

| 技能名称 | 组织支持训练 | 学时 | | 培训对象 | |
|---|---|---|---|---|---|
| 学生姓名 | | 联系电话 | | 操作成绩 | |
| 操作设备 | | 操作时间 | | 操作地点 | |
| 技能目的 | 明确为服务对象寻找安宁照护组织的服务过程。 | | | | |

| 技能实施 | 准备 | 1.<br>2.<br>3. |
|---|---|---|
| | 操作流程 | 1.<br>2.<br>3.<br>4.<br>5. |
| | 实施小结 | 1.<br>2. |
| | 整理用物 | 1.<br>2. |
| | 自我评价 | |
| 教师评价 | | |

# 【活页笔记】

| 技能名称 | 组织支持训练 | 姓名 | | 学号 | |
|---|---|---|---|---|---|
| 实践要求 | 结合技能实施流程，开展实践练习。两人分别扮演工作员与潜在合作组织的负责人，进行合作意向确认与洽谈，进行记录并评价，完成后再交换角色模拟操作。 | | | | |
| 实践心得体会 | | | | | |
| 反思与改进 | | | | | |
| 教师评价 | | | | | |

教学视频

# 技能 29
# 亲友支持训练（AN-29）

## 【技能目标】

### 知识目标

（1）理解亲友支持的内涵。

（2）掌握亲友支持的操作流程。

（3）熟悉亲友支持的适用条件与注意事项。

### 能力目标

（1）能针对安宁照护服务对象的处境和需求进行亲友支持。

（2）能以优势视角看待服务对象的处境并为其提供亲友支持。

（3）能综合运用直接邀请法、寻找邀请法、善意扮演法与介绍引荐法为服务对象提供亲友支持。

### 素质目标

（1）具备为安宁照护服务对象提供亲友支持的服务意识。

（2）认同安宁照护中亲友支持的服务理念，能主动为服务对象提供亲友支持。

（3）具备团队合作意识，主动与各个组织、单位及个人合作，共同为安宁照护服务对象提供亲友支持服务。

## 【相关知识】

### 一、基本概念

#### 1. 非正式支持网络

非正式支持网络源于社会支持网络这一概念，社会支持网络是指由个人之间的接触所构成的关系网，通过这些接触（关系网），个人得以维持其身份，并获得情绪、服务、信息等支持。相对于正式支持网络，非正式支持网络是指来自亲友、邻里、同事等人际互助网络的支持。

在本技能中，非正式支持网络是指安宁照护服务对象能够获得的来自亲人、朋友、邻居、同事等人的人际互助网络支持。

## 2. 亲友支持

亲友支持是指来自亲人、朋友，邻居、同事等人的支持，支持的类型通常可归为物质支持和情感支持两类。

在本技能中，亲友支持是指安宁照护服务对象能够获得的来自非正式支持网络中的亲人、朋友、邻居，同事等人的物质支持及情感支持。

# 二、常用方法

### 1. 直接邀请法

直接邀请法是指在获得安宁照护服务对象或者其家属的认可后，主动邀请安宁照护服务对象的亲友为服务对象提供支持的方法。

在邀请亲友时，应告知亲友服务对象的现状，对自身疾病的知情程度等等，避免因为亲友一时说错话，对服务对象造成困扰。

### 2. 寻找邀请法

安宁照护的服务对象在生命末期可能很想见到某个其人生中的重要亲友，而因种种原因多年未见导致失联。

寻找邀请法是指照护者向服务对象收集其亲友的相关信息，并通过多种途径找到服务对象期待见到的亲友，并邀请其为服务对象提供支持的方法。

寻人并非易事，照护者在寻人时，可联合多方力量共同努力为服务对象找寻亲友。事实上，无论亲友是否在服务对象去世前找到，照护者都应及时将寻找的过程积极反馈给服务对象，这样的做法会让服务对象对未来的重逢充满期待，服务对象期盼与重要亲友重逢的心境也会对服务对象起到积极的影响。

### 3. 善意扮演法

善意扮演法是指当服务对象的身体状况已经支撑不到与其思念的亲友重逢的时刻，为了帮助服务对象了却心愿，出于善意，在与服务对象亲人商量后，另找他人扮演服务对象思念的亲友。

善意扮演法常用于临终时刻，不到迫不得已，尽量不要使用该方法欺骗服务对象，应时刻牢记该方法的善意初衷，若已经决定使用该方法，则应该做足准备工作，不要让服务对象感受到欺骗，而应该让服务对象沉浸在重逢的美好之中，安然离世。

### 4. 介绍引荐法

介绍引荐法是指为安宁照护服务对象介绍志愿者、其他安宁照护服务对象或安宁照护服务对象的亲人朋友等，以帮助亲友支持不足或有进一步增加亲友支持需要的照护对象构建更多亲友支持的方法。

相较于其他类型的亲友，服务对象之间能够更加体谅和理解彼此的感受，因此，照护者帮助服务对象之间相互认识，逐渐形成彼此支持的关系也是构建亲友支持的一种有效方式。

## 三、注意事项

（1）必要时，为亲友提供会面前培训与咨询。安宁照护服务对象的亲友毕竟不是专业的照护者，他们在与生命末期的服务对象交流时，难免会触及一些可能会让服务对象不适的话题而使得亲友支持的效果从正面积极效果转向负面消极效果。因此，照护者应在服务对象的亲友与服务对象会面前，简单告知服务对象的亲友与服务对象交流的一些禁忌，必要时为其亲友提供会面前的培训与咨询，这将有助于提升亲友支持的效果。

（2）多与亲友保持联络，并及时告知服务对象的相关情况。服务对象的亲友虽然可以理解服务对象处于人生末期的事实，但是他们可能无法理解或接受服务对象身心逐渐衰弱的过程或周期的多变性。有些服务对象一天前状态还很好，但是一天后却突然陷入深度昏迷，这会使得服务对象错失与亲友相聚的最后机会，也会为提供亲友支持的亲友造成情绪上的困扰，更坏的情况是亲友们将照护对象身心状况的突然变差归结为照护者的照护不佳。

照护者应根据自己的专业知识与经验及时察觉服务对象的细微变化，并多与亲友保持联络，及时告知服务对象可能发生的各种危险，让其亲友及时掌握服务对象的最新情况，并能够及时地提供服务与支持，降低亲友错过与服务对象最后的相处时光的遗憾发生的可能性。

（3）鼓励亲友多与服务对象来往，多为服务对象提供支持。在实际的安宁照护服务中，对绝大多数的服务对象而言，亲友对服务对象的支持程度与服务对象的精神状态呈正相关，即越多的亲友表现出对安宁照护服务对象的支持，则安宁照护的服务对象的精神状态会越好。

因此，照护者应尽可能地鼓励服务对象的亲友多与服务对象来往，多为服务对象提供支持与关爱，以提升服务对象人生末期的生活质量。

（4）必要时，为服务对象的亲友提供哀伤辅导。情感的输出是双向的，在安宁照护服务对象的亲友为服务对象提供支持的过程中，他们也会加深与服务对象之间的情感连接，在这个过程中，若服务对象突然离世，他们也会陷入哀伤的情绪，照护者要时刻意识到这一点，当服务对象离世时，若有必要，应为曾经为服务对象提供过支持的亲友进行哀伤辅导，以避免服务对象的亲友沉浸在哀伤中无法自拔。

（5）鼓励服务对象的亲友之间形成互助支持网络。面对即将离世的服务对象，其亲友也会出现哀伤情绪，为保证亲友支持的质量的同时又不对服务对象的亲友造成伤害，照护者应鼓励服务对象的亲友之间相互联络，相互打气，相互支持，形成互助支持网络，为彼此承载的负面情绪提供更多的出口。

（6）为无亲友的服务对象介绍新朋友。若安宁照护服务对象本身无亲无故，相较于其他有亲友陪伴的服务对象，无亲无故的服务对象更容易因为两者之间的对比而陷入失落情绪，因此，照护者可为其介绍其他服务对象成为朋友，或介绍志愿者或其他服务对象的家属等等，为无亲无故的服务对象逐渐构建亲友支持。

（7）谨遵服务对象的意愿，不可强行提供亲友支持。并不是每一个濒死的服务对象都能接受其亲友看到其不佳的身心状态，特别是在年轻时拥有较高社会地位的服务对象，他们无法放弃自己的面子，因此无法接受让亲友看到如此不堪的自己。若强行让其亲友为其提供支持，则很有可能适得其反，因此，照护者可以根据服务对象之前的职业背景预估服务对象可能的反应，并尝试询问服务对象的意愿，切不可强行为服务对象提供亲友支持。

## 【技能导入】

章先生是胃癌晚期患者，胃部全切，已处于临终期，安宁照顾计划启动后，他被转移到单人间病房，单人套房设计温馨，墙上挂着蓝天大海沙滩海星的风景画，房间空间较大，留有会客区域，配备了长沙发和长茶几，以及冰箱和微波炉等生活设备。

## 【技能分析】

### 一、主要健康问题

（1）身体严重缺乏营养，骨瘦如柴：无法进食，需要依靠插胃管，注射营养液和输脂肪乳来维持生命体征。

（2）癌痛等因素引起失眠和坐卧不安：服务对象夜晚失眠，家属也不能睡安稳，服务对象频繁要求家属扶抱坐起和躺倒，间隔大概半小时，服务对象和家属都处于疲惫状态。

### 二、制订照护方案

（1）安宁疗护启动临终服务机制，转入单人套间病房特别护理，创造安宁疗护环境以处理后续事宜。

（2）在舒缓身体不适的同时针对其他方面的需要开展服务，比如为服务对象量身定制"四道"（道爱、道谢、道歉、道别）与"二人三嘱"（人生意义、人生故事/预嘱、叮嘱、遗嘱）服务套餐，特别是帮助服务对象与远在家乡的亲人建立紧密的联系。

（3）目前服务对象的主要照顾人是其配偶，长期24小时陪护照顾目前已经使其配偶身心俱疲，需要增加亲友支持。

## 三、主要训练目标

（1）安宁照护服务进程中，安宁照护者需要协助服务对象增加亲友支持圈，交托心有挂碍之事，处理双方潜伏的死亡恐惧和悲痛之情。

（2）增加的亲友轮班陪伴服务对象，舒缓主要照顾人的疲惫与压力状态，让其能够有"喘息"机会。

# 【技能实施】

## 一、操作流程

操作流程如图 4-29-1 所示。

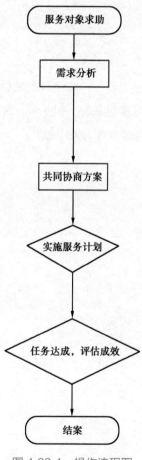

图 4-29-1　操作流程图

## 二、注意事项

（1）争分夺秒，免留遗憾。进入安宁照护后期，特别是服务对象还有遗憾与心愿未能完成时，需要争分夺秒去跟进服务计划，甚至安宁照护者可以适当增加服务频次。

（2）尝试突破常规的服务方式，不求回应。安宁照护者在服务时需要破除的一个误区就是服务对象陷入昏迷时很难继续提供服务。其实，安宁照护者应转换思维与方式，即运用特殊的方式与服务对象建立联系。例如可以邀请重要亲人轮流陪伴在患者耳旁重复重要信息，也可以通过抚触与按摩等肢体接触的方式与服务对象进行交流；或让远方的亲友录制的影音视频播放给患者听（亲人在远方无法第一时间赶回来），上述的服务即使得不到服务对象直接性的反应与反馈，也有着极其重要的作用。

（3）预先做好哀伤辅导铺垫。安宁照护者需要把握机会及时服务亲友团，协助他们更好地处理预期性哀伤。

## 【实践思考】

中国俗语道"人之将死，其言也善"，临终者在最后时刻可能转变想法，比如原来亲友间有仇怨，服务对象在临终时可能想和解，但此时，可能其亲友还并没有放下仇怨，安宁照护者遇到此种情况应该如何帮助服务对象应对？

## 【技能工单】

| 技能名称 | 亲友支持训练 | 学时 | | 培训对象 | |
|---|---|---|---|---|---|
| 学生姓名 | | 联系电话 | | 操作成绩 | |
| 操作设备 | | 操作时间 | | 操作地点 | |
| 技能目的 | 协助章先生和亲友把握宝贵时间处理双方的未尽事宜。 | | | | |
| 技能实施 | 准备 | 1.<br>2.<br>3. | | | |
| | 操作流程 | 1.<br>2.<br>3.<br>4.<br>5. | | | |
| | 实施小结 | 1.<br>2. | | | |
| | 整理用物 | 1.<br>2. | | | |
| | 自我评价 | | | | |
| 教师评价 | | | | | |

# 【活页笔记】

| 技能名称 | 亲友支持训练 | 姓名 | | 学号 | |
|---|---|---|---|---|---|
| 实践要求 | 结合技能实施流程，开展实践练习。两人分别扮演工作员与服务对象的亲友，工作员尝试向章先生的亲友介绍章先生的情况，并邀请其为章先生提供亲友支持。一人进行记录并评价，完成后再交换角色模拟操作。 | | | | |
| 实践心得体会 | | | | | |
| 反思与改进 | | | | | |
| 教师评价 | | | | | |

# 技能 30
# 资源增能与链接训练（AN-30）

## 【技能目标】

### 知识目标

（1）理解资源增能与链接的内涵。

（2）掌握资源增能与链接的操作流程。

（3）熟悉资源增能与链接的适用条件与注意事项。

### 能力目标

（1）能针对安宁照护服务对象的处境和需求进行资源增能与链接。

（2）能以优势视角看待服务对象的处境并为其进行资源增能与链接。

（3）能综合运用直接沟通法、间接沟通法、案例榜样法、专家授意法、尝试体验法为服务对象进行资源增能与链接。

### 素质目标

（1）具备为安宁照护服务对象提供资源增能与链接的服务意识。

（2）认同安宁照护中资源增能与链接的服务理念，能主动为服务对象提供资源增能与链接。

（3）具备团队合作意识，主动与各个组织、单位与个人合作，共同为安宁照护服务对象提供资源增能与链接。

## 【相关知识】

### 一、基本概念

#### 1. 个人的无力感

个人的无力感是指个人因为身体、心理或周围环境的原因对生活丧失勇气和信心，任由事态发展而不想或无法做出任何努力的心理状态。

在本技能中，个人的无力感是指接受安宁照护的服务对象因其处在生命末期而自认为无法改变现状的消极心理状态。通常来说，个人无力感的来源主要有三个方面：①生命末期的自我负向评价；②服务对象与外在环境互动过程中形成的负面经验；③宏观环境的障碍（比如：社会大众对濒死患者的负向评价、社会政策未能保障服务对象的某些权益等）使服务对象难以有效地在社会中行动。

### 2. 增能

增能理论认为，社会环境中存在着直接或间接的障碍，使个人无法实现他们的权能，但是这种障碍是可以被改变的；每个人都不缺少权能，但是，在现实生活中，许多人却表现为缺乏权能。增能理论指出，应给予服务对象的帮助不是单纯的向服务对象输入权能或提供帮扶性服务，而是通过鼓励他们与社会环境积极互动以促进其权能意识的觉醒和内在潜能的发挥。

在本技能中，增能是指照护者承认安宁照护服务对象是有能力与价值的，并将其与服务对象的关系看作是共同努力享受人生最后时光的合作型的伙伴关系，坚信服务对象面对死亡的个人无力感可以通过与社会环境积极互动以促使其权能意识的觉醒和内在潜能的发挥而得到改变。

### 3. 资源增能与链接

资源增能与链接是指从社会照护的视角使安宁照护的服务对象摆脱无力感，拥有为自己获取资源支持的权能意识，并愿意通过自己的努力获得更多资源支持，进而提升自己人生末期的生活质量。

## 二、常用方法

### 1. 直接沟通法

直接沟通法是指直接与服务对象及其家属沟通，告知其可以获取的资源，及获取资源的途径，并鼓励服务对象及其家属与照护者形成合作伙伴关系，共同努力为提升服务对象生命末期生活质量而不断努力寻找更多可用资源。

直接沟通法是建立在照护者与服务对象及其家属良好的互信关系的基础上的，如果关系没有建立好，或者服务对象及其家属不认同他们与照护者的合作伙伴关系，照护者的资源增能提议可能会被服务对象及其家属认为是照护者不认真履职，逃避责任而产生误会。

### 2. 间接沟通法

间接沟通法是指照护者在多次与安宁照护服务对象沟通未果或者与服务对象沟通成效甚微的情况下，转而与服务对象关系密切的他人进行沟通，借助他人的力量为服务对象进行资源增能。

间接沟通法可借助的媒介包括与服务对象关系较好的亲人、服务对象信任的朋友、信赖的医护人员等等。只要能够为服务对象进行资源增能，任何可以利用的媒介都是照护者可以去考虑加以利用的。

### 3. 案例榜样法

案例榜样法是指通过为安宁照护服务对象介绍与其经历或情况类似的人，通过自己的努力为自己争取到了更好的资源的例子，为服务对象树立资源增能的正向榜样，提升服务对象的自信心，进而逐渐增强服务对象的权能意识实现资源增能与链接。

若条件允许可邀请从资源增能中获益的其他服务对象现身说法，亲自分享自己的成功经验，这样效果更佳。

### 4. 专家授意法

专家授意法是指邀请服务对象认可的主治医师或其他专家对服务对象进行鼓励，并告知其可以作出争取更多资源的尝试，从而实现对服务对象的资源增能与链接。

### 5. 尝试体验法

尝试体验法是指当安宁照护的服务对象对于是否要为自己争取资源仍然感到犹豫不决的时候，照护者可以鼓励服务对象向前迈出一步做一点尝试并从中体验得到更多资源支持的感受，进而愿意逐步接受更多资源增能的尝试。

## 三、注意事项

（1）反复沟通。处于生命末期的服务对象可能会呈现出各种消极、否定、拒绝一切的心理状态，而作为照护者，应坚持不懈，多与服务对象及其家属沟通，逐渐与服务对象及其家属建立信任的关系，才有可能逐步推动资源增能与链接的实现。

（2）传递希望，及时肯定服务对象的点滴改变。希望是一种正向的精神支柱，照护者应秉持积极乐观的服务态度将希望传递给服务对象，让他们可以切实地感受到照护者的温暖与温度，进而逐渐以平和的心态接受濒死的现实，并愿意与照护者共同努力为生命末期画上一个圆满的句号。当服务对象萌生任何一点改变的想法时，或是有任何一点积极获取资源的行动时，照护者都应该及时察觉到服务对象的改变，并给予正向的肯定与赞赏，以此促使服务对象愿意继续作出进一步的尝试。

（3）将服务对象看成合作伙伴而非处于弱势地位的患者。增能的实现离不开服务对象对自己与照护者合作伙伴关系的建立与认可，如果服务对象一直将照护者当成为自己提供服务的人，那么服务对象会将自己认为是处于弱势地位的需要被服务的患者，进而逐渐丧失权能意识，退缩或不主动争取资源。因此，照护者要努力让服务对象将照护者看成与自己并肩作战的伙伴，需要共同努力，才可能收获更舒适和安详的告别。

（4）找到影响服务对象决定的关键人物。当安宁照护服务对象自暴自弃或犹豫不决时，照护者应主动去察觉会对服务对象的决定产生关键性影响的关键人物，并与关键人物进行沟通，鼓励关键人物去对服务对象进行增能的动员工作，这样成功的概率会大大提高。

（5）找到影响服务对象决定的关键阻碍。安宁照护服务对象迟迟不肯作出努力去获取更多社会支持也可能是受到一些阻碍，这些阻碍可能来自服务对象自己对自己的偏差认知，可能来自服务对象的家属，也可能来自社会大众的主流认知与想法，无论是什么，如果照护者可以将其找到，并解除这一阻碍，就可能促使服务对象作出资源增能的尝试。

（6）持续增能，不断调整服务方案。资源增能与链接不是一次性的工作，一次资源的获取不代表可以一劳永逸，照护者应根据服务对象不断变化的身心状况，积极对服务方案进行调整，不仅仅要留心服务对象的资源使用情况和效果，也要鼓励服务对象为自己获取更多的新的资源，促使资源增能和链接可以源源不断的为服务对象提供更多的符合其当下需求的支持。

# 【技能导入】

蒋先生，男，49岁，胃癌Ⅳ期，因劳动合同到期，公司与其解除雇佣关系，医保随时可能中断，雪上加霜的是其肿瘤已发生转移，在一次使用化疗药治疗过程中遭遇药物中毒性耳聋，因此需要停用原有药物而尝试使用进口靶向药来治疗。蒋先生家中有父母需要赡养，还有三个孩子在读书，经济负担较重。

# 【技能分析】

## 一、主要技能内容分析

（1）从人本主义角度出发，挖掘服务对象的优势资源，作为激励点。

（2）整理服务对象急切而稀缺的资源需求，为其链接相对应资源。

（3）协助服务对象搭建宏观、中观、微观三个层面的立体资源库。

## 二、制订照护方案

（1）安宁照护者与服务对象一起分析现有资源与需求匹配度，做轻重缓急的需求分级，寻找对应资源。

（2）安宁照护者鼓励服务对象按照需求行动，在各种正式和非正式网络中寻找和链接资源。

（3）与服务对象一起评估与反思行动成效，总结出有效行动。

## 三、主要训练目标

（1）掌握劳动维权的方法：链接法律援助，协助服务对象与用人单位协商维护健康权。

（2）学会社会保险福利的运用：引导服务对象了解自身可以运用的医保政策，在此基础上寻找可以增加延伸的政策支持。

（3）学会寻求社会慈善救助：从救助资源清单中寻找匹配疾病治疗与家庭困境的资源。

# 【技能实施】

## 一、操作流程

操作流程如图 4-30-1 所示。

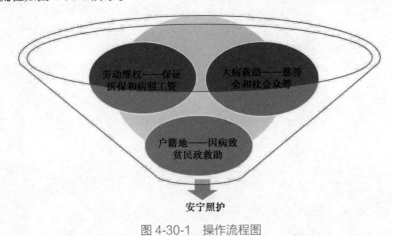

图 4-30-1　操作流程图

## 二、注意事项

（1）勿忘伦理守则。因服务对象面临人生重大"课题"和重要难题，所以安宁照护者需遵守伦理守则，需要等待服务对象做好准备，方能推进工作关系进行资源增能与链接。

（2）在服务中持续增权。安宁照护从业者清楚知道一个事实"授人以鱼不如授人以渔"，而且这一职业核心价值观是"助人自助"，因此对于社会照护资源，在最初是从业者给予服务对象的，在服务过程中我们更应该从优势视角去看待服务对象，协助其增强权能在未来可以独立坦然应对人生"课题"。

# 【实践思考】

在服务理念上，安宁照护者应运用优势视角，改变固有的技能为中心的出发点，逐步引导服务对象达成增强权能的改变。请思考：

（1）这样是否违反服务对象自决原则？

（2）若"强迫"服务对象前进或改变，其动力不足时是否能达成目标和影响成效？

## 【技能工单】

| 技能名称 | 资源增能与链接训练 | 学时 | | 培训对象 | |
|---|---|---|---|---|---|
| 学生姓名 | | 联系电话 | | 操作成绩 | |
| 操作设备 | | 操作时间 | | 操作地点 | |
| 技能目的 | 增强服务对象权能意识，共同为走出困境而努力。 | | | | |
| 技能实施 | 准备 | | | | |
| | 操作流程 | 1.<br>2.<br>3.<br>4.<br>5. | | | |
| | 实施小结 | 1.<br>2. | | | |
| | 整理用物 | 1.<br>2. | | | |
| | 自我评价 | | | | |
| 教师评价 | | | | | |

## 【活页笔记】

| 技能名称 | 资源增能与链接训练 | 姓名 | | 学号 | |
|---|---|---|---|---|---|
| 实践要求 | 结合技能实施流程，开展实践练习。两人分别扮演工作人员与蒋先生，模拟一次具有增能属性的会谈，一人进行记录并评价，完成后再交换角色模拟操作。 | | | | |
| 实践心得体会 | | | | | |
| 反思与改进 | | | | | |
| 教师评价 | | | | | |